DE L'OPÉRATION

DE LA CATARACTE.

CONSIDÉRATIONS

SUR L'OPÉRATION

DE LA CATARACTE;

ET PARALLÈLE

Entre le procédé de Scarpa et celui
de Wenzel :

Par le Citoyen LACOURNÈRE.

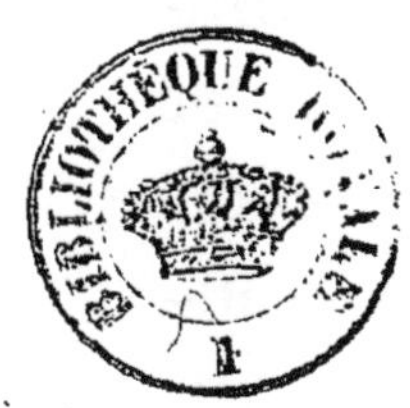

STRASBOURG,

DE L'IMPRIMERIE DE LEVRAULT, RUE DES JUIFS.

Se trouve à Paris,
Chez Levrault, Schoell et Comp.ᵉ

AN XI (1803).

CONSIDÉRATIONS sur l'opération de la Cataracte ; et parallèle entre le procédé de SCARPA et celui de WENZEL.

INTRODUCTION.

Notice historique sur l'opération de la Cataracte.

I.

REMÉDIER à une infirmité très-affligeante par un procédé simple, peu douloureux, et qui n'expose que très-rarement à des accidens graves celui qui consent à s'y soumettre ; tels sont, en peu de mots, les avantages précieux de l'opération de la cataracte, que l'on regarde avec raison comme l'une des plus brillantes de la chirurgie.

II.

L'origine de cette opération est obscure, et se perd dans la nuit des temps [1] ; ce n'est

---

1 On ne connaît point le nom de son inventeur. PLINE assure gravement qu'elle a été suggérée par la chèvre, qu'on

que vers la fin du dix-septième siècle que l'on a commencé à avoir quelques notions exactes de la maladie connue sous le nom de cataracte [1], et par conséquent à pouvoir apprécier les divers procédés qui ont été successivement imaginés pour en obtenir la guérison. Ces procédés très-nombreux peuvent être rapportés à deux méthodes principales ; savoir, la méthode par abaissement ou par dépression, et la méthode par extraction. [2]

La première de ces deux méthodes, décrite par Celse [3] avec beaucoup de précision, mais connue long-temps avant ce célèbre médecin, a été généralement et

---

croyait recouvrer la vue par le moyen d'un jonc aigu qu'elle faisait entrer dans le globe de l'œil. Voyez *Hist. de la chirurg. tom I, liv.* 1.

1 Voyez plus bas, N.ᵒˢ 18 et 19, ce qui a rapport au véritable siége de la cataracte.

2 On peut aussi nommer la première, méthode de Celse ; et la seconde, méthode de Daviel, puisque, comme on le verra plus bas, Celse a décrit le premier l'abaissement, et que Daviel peut être regardé comme l'inventeur de l'extraction. Je ne parle point du projet d'opération proposé par Remi Lasnier, dans une thèse soutenue au collége de chirurgie, et qui consiste à perforer le cristallin avec une aiguille. Voyez *Recherches sur l'origine et les progrès de la chirurgie.*

3 Voyez Conn. Cels. lib. 6, cap. 6, §. 35, de suffusione oculorum ; et lib. 7, cap. 7, §. 14, de suffusione.

exclusivement pratiquée jusque vers le milieu du siècle dernier. La méthode par extraction au contraire est toute moderne [1]; mais à peine eut-elle été proposée en France, que la plupart des chirurgiens éclairés s'empressèrent de l'adopter. Cependant quelques écrivains très-recommandables [2] pensèrent que l'amour de la nouveauté, bien plus qu'un examen réfléchi, avait décidé cette préférence en faveur de l'extraction; et sans rejeter absolument cette dernière méthode, quelques-uns d'entre eux soutinrent que les inconvéniens de l'ancienne avaient été singulièrement exagérés; que cette méthode méritait non-seulement d'être conservée,

---

[1] Voyez plus bas, N.° 39, l'époque de cette découverte.

[2] Parmi ces savans on peut compter en Angleterre PERCIVAL POTT, BELL; et parmi nous, M M. ROUSSILLE-CHAMSERU et PETIT RADEL : le premier, au mot *Cataracte* du dictionnaire de méd. de l'Encyclopédie méthodique; le second, au mot *Cataracte* du dictionnaire de chirurgie de la même collection. STOLL, dans son *Ratio medendi*, et RICHTER, dans ses Élémens de chirurgie, tom. III, pensent aussi que la méthode ancienne a été trop universellement proscrite. Ce dernier conclut d'un parallèle qu'il établit entre celle-ci et la méthode de DAVIEL, qu'il est plusieurs circonstances dans lesquelles l'abaissement mérite la préférence sur l'extraction. Cette dernière note est puisée dans un extrait de l'ouvrage de RICHTER, que M. LOBSTEIN, docteur en médecine et prosecteur de l'école de médecine de Strasbourg, a bien voulu me fournir en langue française.

mais qu'elle était même préférable dans un très - grand nombre de cas.

III.

Malgré les réclamations de ces hommes éclairés, l'opération par abaissement était entièrement tombée en désuétude en France, et l'extraction y était universellement pratiquée; l'un des savans les plus distingués de l'Italie, SCARPA, vient de reproduire avec éclat la méthode de CELSE, dans un ouvrage consacré aux maladies des yeux[1] : Ce célèbre professeur donne les plus grands éloges à l'opération de la cataracte par dépression ; s'attache à la venger des reproches nombreux qui lui avaient été faits, et établit qu'elle est dans tous les cas préférable à l'extraction ; enfin il rapporte plusieurs observations intéressantes pour appuyer sa doctrine.

L'ouvrage de SCARPA ne pouvait manquer d'éveiller sur ce point l'attention des maîtres de l'art. Déjà, parmi nous, quelques - uns d'entre eux ont commencé une suite d'expériences comparatives, dont sans doute ils s'empresseront de publier les résultats lors-

---

[1] Traité prat. des malad. des yeux, par A. SCARPA; traduit de l'ital. par J. B. F. LÉVEILLÉ.

que les faits seront en assez grand nombre
pour qu'il soit permis d'en déduire des con-
séquences générales.

Objet et division de cette dissertation.

I V.

Je n'ai point eu occasion d'employer sur
le vivant le procédé opératoire du professeur de Pavie ; mais chargé, par la place
que j'occupe , de l'enseignement de la médecine opératoire , j'ai dû étudier, et j'ai
étudié en effet, ce procédé avec toute l'attention dont je suis capable : je l'ai essayé
un grand nombre de fois, et sur le cadavre,
et sur des animaux vivans. Je me suis particulièrement attaché , soit dans ces diverses
expériences , soit dans les méditations auxquelles je me suis livré , à mettre ce procédé
en opposition avec celui décrit par WENZEL,
que l'on s'accorde assez généralement à regarder comme le plus parfait de tous ceux
qui se rapportent à la méthode par extraction [1]. J'offre dans cet écrit le résultat de
mes recherches sur ce point important de

---

[1] Voyez Traité de la catar. par M. WENZEL, fils ; Paris,
1786 ; et le mot *Cataracte* dans l'Encyc. méthod. part. méd.
article rédigé par le même auteur.

la médecine opératoire. Je sens mieux que personne l'imperfection d'un travail qui ne repose point sur cette base solide, qui seule eût pu donner quelque prix à un ouvrage de ce genre, je veux dire, sur une pratique étendue. Pour y suppléer autant qu'il est en moi, je tâcherai de n'employer aucun raisonnement qui ne soit étayé par des faits nombreux et bien constatés. Puisse du moins le Corps savant au jugement duquel ce travail est soumis, applaudir aux efforts que j'ai faits pour le rendre moins indigne de lui être presenté !

V.

Pour procéder méthodiquement, et répandre plus de clarté sur la description des procédés de Scarpa et de Wenzel, et sur le parallèle que je me propose d'établir entre ces deux opérations, je crois devoir rappeler d'abord quelques notions préliminaires, qui ont avec mon sujet la plus intime connexion : parmi ces notions les unes sont anatomiques, et relatives à la forme et aux dimensions des parties de l'œil qui ont coutume d'être intéressées dans l'une ou dans l'autre manière d'opérer ; les autres ont pour objet la maladie elle-même, considérée surtout dans ses rapports avec la chirurgie. Quant aux détails, soit anatomiques, soit pathologiques, qui ne se rattachent que très-indirectement à mon sujet, je me bornerai à renvoyer le lecteur aux nombreux et excellens ouvrages que nous possédons, soit sur l'anatomie de l'œil, soit sur la cataracte.

Ire SECTION.

Description du globe de l'œil.

VI.

Aucune branche de l'anatomie n'a été plus cultivée, et avec plus de succès, que celle qui a pour objet la connaissance de l'organe de la vue. Parmi les auteurs qui s'en sont occupés j'ai cru devoir surtout consulter ZINN [1] et quelques-uns des académiciens français, particulièrement François PETIT. [2]

VII.

Le globe de l'œil n'a pas une forme exac-

---

1 Descrip. anat. oculi humani, iconibus illust. auct. J. G. ZINN.

2 Voyez les Mémoires de l'acad. des sciences de Paris, depuis 1723 jusqu'en 1730. PETIT s'est surtout occupé de la description géométrique de l'œil. J'ai consulté aussi l'Anat. du professeur SABATIER.

tement sphérique ; son diamètre antéro-postérieur, qui est ordinairement de dix à onze lignes, excède d'un quart de ligne, et quelquefois d'une demi-ligne, la longueur des autres diamètres. Plusieurs membranes et plusieurs humeurs entrent dans la composition de cet organe.

Parmi les premières, celles qui s'offrent d'abord à l'extérieur, sont la sclérotique et la cornée : ces deux membranes, d'un tissu très-dense, fournissent aux autres parties de l'œil une enveloppe solide et très-propre à les prémunir contre les injures des corps extérieurs ; la première, très-épaisse en arrière, où elle est traversée par le nerf optique, s'amincit graduellement en se portant en avant, et se trouve moins épaisse que la cornée à l'endroit où elle s'unit à cette dernière membrane.

VIII.

La cornée, placée à la partie antérieure de l'œil, a six à sept lignes d'étendue, mesurée en dehors et transversalement, c'est-à-dire, dans sa plus grande dimension. Son épaisseur est à peu près d'un tiers de ligne.[1] Cette membrane est reçue et en quel-

---

1 A l'œil cette membrane paraît avoir une ligne d'épaisseur ;

que sorte enchâssée dans l'ouverture que lui présente la sclérotique, de manière qu'elle se trouve un peu recouverte en dehors par le bord de cette ouerture, sur lequel au contraire elle anticipe vers l'intérieur ; elle ne décrit pas la même courbe que la sclérotique, mais elle représente un très-petit segment d'une sphère particulière, ajoutée à une sphère tronquée, plus considérable, que forme cette dernière. Le diamètre de la sclérotique est le diamètre même du globe de l'œil [1]. Celui de la sphère à laquelle appartient la cornée, est de sept à huit lignes ; la corde de l'arc qu'elle forme est en dedans de cinq lignes à cinq lignes et demie, et la flèche de cette corde, d'un peu plus d'une ligne.

La transparence de la cornée, sa structure lamelleuse, et la possibilité de la détacher de la sclérotique au moyen d'un procédé décrit par Demours, doivent faire regarder ces deux membranes comme étant entièrement distinctes : au reste, l'une et l'autre ne jouissent, dans l'état naturel,

---

mais mesurée avec l'ophtalmomètre de Petit, elle n'a qu'un quart de ligne : je prends un terme moyen entre ces deux mesures.

[1] C'est-à-dire, d'environ dix lignes. Voyez N.º 7.

que d'une médiocre sensibilité de relation.

IX.

A l'intérieur de la sclérotique on rencontre la choroïde, espèce de tunique mince et noirâtre, qui fait de l'œil une véritable chambre obscure ; entre ces deux membranes, qui n'ont que de faibles adhérences , excepté vers leur partie antérieure, se trouvent les vaisseaux et nerfs ciliaires. Ces derniers, aplatis, et semblables à de petits rubans, forment, avant de se rendre à l'iris, membrane dans laquelle ils vont se terminer, une espèce de plexus, ou entrelassement annulaire, difficile à détacher des membranes, entre lesquelles il se trouve placé précisément à l'endroit où leur union plus intime constitue cette bande circulaire connue sous le nom de ligament ciliaire. [1]

Si l'on examine la choroïde vers l'intérieur, on voit que, près de l'endroit où cette membrane adhère à l'iris, elle cesse d'être concentrique à la sclérotique, et qu'elle forme, en abandonnant cette dernière membrane pour se porter à la face anté-

---

[1] La découverte de ce plexus appartient au professeur SÖMMERING.

rieure du corps vitré, un grand nombre de petits replis triangulaires : ce sont les procès ciliaires, dont l'ensemble figure autour du cristallin, entre l'iris et le corps vitré, un disque radié, d'une forme très-élégante, lequel a reçu le nom de corps ciliaire. [1]

X.

La rétine, organe immédiat de la vision, est une membrane molle et pulpeuse, formée par l'expansion du nerf optique, placée entre la choroïde, à laquelle elle est concentrique, et la convexité du corps vitré, qu'elle embrasse en forme de cupule contiguë à l'une et à l'autre, et n'adhérant au corps vitré que par l'artère centrale de ZINN, qui pénètre ce corps pour se rendre à la capsule cristalline. Légèrement froncée vers l'endroit où le nerf optique s'insère dans le globe de l'œil, présentant au côté externe de cette insertion une tache jaunâtre, percée dans son milieu d'une très-petite ouverture [2], la rétine se termine en devant

---

1 La choroïde n'a, comme les deux membranes précédentes, qu'une médiocre sensibilité : on sait d'ailleurs qu'elle n'est point l'organe de la vision, comme l'avait prétendu MARIOTTE.

2 Cette découverte appartient encore au professeur SÖMMERING.

par un bourlet circulaire, qui, selon quelques anatomistes, donne naissance à un prolongement membraneux, mince et transparent, qui va s'insérer à la circonférence du cristallin.

XI.

A la faveur de la diaphanéité de la cornée, on aperçoit, dans l'intérieur de l'œil, l'iris, membrane plane, circulaire, placée de champ, diversement colorée dans les différens sujets, et percée vers son milieu [1] d'une ouverture arrondie, *la pupille*, susceptible de se dilater et de se rétrécir suivant les mouvemens de l'iris, et dont le diamètre moyen est d'environ deux lignes. [2]

La structure particulière de l'iris, les propriétés vitales dont est douée cette membrane, semblent démentir le sentiment des anatomistes qui la regardent comme un prolongement de la choroïde ; le décollement de l'iris, qui a lieu quelquefois dans

---

1 Je dis, vers son milieu, car cette ouverture n'occupe pas précisément le centre de l'iris ; elle est placée un peu plus du côté du nez que du côté de la tempe.

2 Dans le fœtus, jusqu'au septième mois de là grossesse, cette ouverture est bouchée par la membrane de Vachendorf, qui, lorsqu'elle se conserve après la naissance, donne lieu à une espèce de cécité particulière.

l'opération de la cataracte par extraction, contrarie également cette opinion. [1]

XII.

Le globe de l'œil est exactement rempli par trois humeurs : le corps vitré, le cristallin [2], et l'humeur aqueuse.

Le corps vitré, ainsi nommé parce qu'on l'a comparé, sous le rapport de la fluidité, à du verre fondu, est une masse transparente qui occupe le fond de l'œil. Ce corps est formé par une humeur visqueuse et limpide, renfermée dans les cellules d'une membrane extrêmement ténue, nommée hyaloïde. [3]

Le corps vitré, dont le poids a été évalué à environ cent grains, forme un peu plus

---

1 La facilité avec laquelle le décollement s'opère, a été observée par la plupart des oculistes. GUÉRIN a déduit de cette opération un précepte fort sage sur le danger des pressions, pour forcer le cristallin à sortir par la pupille dans l'opération de la cataracte ; et SCARPA a basé sur cette même observation sa méthode de pratiquer des pupilles artificielles. Voyez *Traité sur les malad. des yeux*, par GUÉRIN, *sect.* 2 ; et SCARPA, *ouv. cité, tom. II, chap.* 16.

2 Je range le cristallin parmi les humeurs, pour me conformer aux divisions et au langage des anatomistes.

3 Je ne décris pas le canal godroné, découvert par PETIT, et formé par la membrane hyaloïde. Quoiqu'il soit placé autour de la circonférence du cristallin, sa connaissance est peu importante relativement à l'opération de la cataracte.

des deux tiers d'une sphère dont on aurait
retranché un segment vers la partie antérieure. C'est dans un enfoncement creusé
sur la surface correspondante à cette section, que se trouve placé le cristallin.

XIII.

Le cristallin est un corps solide, dia-
phane, placé derrière l'iris, vis-à-vis la
pupille, à un quart de ligne environ de
cette ouverture; son poids est communément de quatre grains : il est d'une forme
lenticulaire, plus convexe dans l'enfance
qu'à toute autre époque de la vie, et ne
présente pas sur ses deux faces la même
convexité; car l'antérieure fait partie d'une
sphère dont le diamètre serait de sept lignes
et demie, tandis que la postérieure forme
un segment d'une autre sphère d'un diamètre de cinq lignes et demie environ.
Quant au diamètre de la circonférence du
cristallin, il varie de trois à quatre lignes;
la consistance de cet organe, presque toujours proportionnée aux progrès de l'âge,
est beaucoup plus considérable au centre
qu'à la surface.

Le corps lenticulaire est renfermé dans
une capsule de même forme, transparente,

mince, surtout postérieurement, mais qui n'en est pas moins distincte de la membrane hyaloïde, dont on a pu quelquefois la détacher, au moins en partie [1], formée antérieurement de deux lames, que WINSLOW est parvenu une fois à séparer sur l'œil du cheval [2]. L'extrémité des procès ciliaires flotte sur la circonférence de cette capsule, sans y adhérer.

Le cristallin, renfermé dans sa membrane, ne la remplit pas exactement : on trouve entre ces deux corps une humeur particulière, connue sous le nom d'humeur de MORGAGNI, quoiqu'elle ait été connue avant ce célèbre anatomiste [3] : la totalité de cette humeur a été estimée à un demi-

---

1 La difficulté de séparer complétement la crystalloïde postérieure de la hyaloïde, dépend de la ténuité de ces membranes, et non de leurs moyens d'union, qui sont très-faibles; il paraît que quelquefois une secousse imprimée au globe de l'œil, a suffi pour rompre ces adhérences, qui se détruisent aussi quelquefois dans la cataracte. Voyez JANIN, *Mém. et Obs. anat. et phys. sur l'œil; Mém. sur la caps. du crist.*

RICHTER s'exprime ainsi dans un mémoire sur la cataracte : « Ego qui frequenter operationem cataractæ peregi, quater « inscius, saltem inopinatus, extraxi lentem capsulâ suâ lucu- « lenter obvolutam; hasque lentes extractas adhuc servo. » Vid. RICHTER, *Observ. chirurg. fasc.* 2, *cap.* 6.

2 Voyez Traité de la tête, §. 236.

3 STENON l'avait observée.

grain. Dans un adulte, elle baigne de toute part de crystallin, mais se trouve un peu plus abondante en devant qu'à sa face postérieure.

Petit avait pensé que le cristallin se nourrissait par une sorte d'imbibition de l'humeur dans laquelle il est plongé ; mais l'organisation bien manifeste de ce corps s'accorde mal avec cette hypothèse, qui se trouve d'ailleurs complétement renversée par les injections de Winslow, de Ruisch, de Zinn, et en dernier lieu par celles de Fragonard [1]. Comment enfin, en adoptant ce mode de nutrition, expliquera-t-on l'opacité du cristallin, qui commence presque toujours au centre de ce corps, et qui est quelquefois complète, quoique l'humeur de Morgagni ait conservé sa limpidité ?

XIV.

L'espace compris entre la face antérieure du cristallin et la face postérieure de la cornée transparente, est occupé par une humeur limpide, légèrement albumineuse, qui se renouvelle très-promptement lorsqu'elle a

---

1 Fragonard, artiste anatomiste à l'école de médecine de Paris, conservait dans sa collection un cristallin injecté.

été évacuée, et dont la pesanteur spécifique ne surpasse guère celle de l'eau distillée, quoiqu'elle contienne quelques sels en dissolution.

L'espace qu'occupe cette *humeur aqueuse* se trouve partagé par l'iris en deux cavités inégales, connues sous les noms de chambre antérieure et de chambre postérieure, qui communiquent entre elles par l'ouverture pupillaire. La première, dont la profondeur, plus grande vers le milieu de la cornée, diminue graduellement jusque vers la circonférence de cette membrane, a environ douze lignes cubes de capacité, et contient un peu moins de trois grains de liquide ; la postérieure, moins profonde au centre qu'à la circonférence, a une capacité d'à-peu-près quatre lignes cubes, et renferme un peu plus d'un grain d'humeur aqueuse [1] : ces deux cavités sont tapissées par une membrane très-fine, connue sous le nom de membrane de Demours.

---

1 On a nié l'existence de la chambre postérieure, mais elle existe réellement : ce qui le démontre, c'est que l'on trouve une petite portion d'humeur aqueuse entre l'iris et le cristallin sur des yeux congelés ; on en rencontre aussi sur ceux dont l'iris est imperforé.

XV.

Voici quelles sont les parties que traverserait successivement un stylet qui pénètrerait dans le globe de l'œil d'avant en arrière, et suivant la direction de l'axe visuel : la cornée, l'humeur aqueuse de la chambre antérieure, l'ouverture pupillaire, l'humeur aqueuse de la chambre postérieure, la partie antérieure de la cristalloïde, le cristallin, et l'humeur de Morgagni qui l'environne de toutes parts, la partie postérieure de sa capsule, l'humeur vitrée, et la membrane hyaloïde dans laquelle elle est contenue; enfin derrière ces parties diaphanes se trouvent la rétine, la choroïde et la sclérotique.

XVI.

Les yeux, placés à la partie antérieure de l'orbite, qu'ils dépassent sensiblement en dehors, unis d'une manière très-lâche aux paupières, au moyen d'une membrane qui leur est commune avec ces deux voiles mobiles, *la conjonctive,* exécutent des mouvemens très-variés, que leur impriment les quatre muscles droits et les deux obliques. L'habitude établit entre ces organes moteurs une correspondance d'action telle que les

deux yeux se meuvent toujours simultané-
ment, et de telle manière que les deux
axes visuels se trouvent toujours exactement
parallèles.

XVII.

Tous les physiologistes conviennent aujourd'hui que la rétine est l'organe immédiat de la vision, c'est-à-dire, qu'elle reçoit
seule l'impression des rayons lumineux, qui
sont ensuite absorbés par l'enduit noirâtre
qui tapisse la face interne de la choroïde.
Les parties transparentes que traversent
ces rayons avant de parvenir à la rétine,
ont pour usage de les réfracter et de les
faire converger sur cette dernière membrane : la cornée transparente et le cristallin sont surtout propres à opérer cette
réfraction, soit par leur forme convexe,
soit à raison de leur densité plus grande
que celle de l'atmosphère et celle de l'humeur aqueuse. L'opinion erronée [1] qui at-
tribuait au cristallin les propriétés et les
usages qui appartiennent à la rétine, ne
compte plus de partisans.

---

[1] Cette erreur physiologique a subsisté jusqu'à ce qu'il ait
été démontré qu'on peut conserver la faculté de voir, même
après l'extraction du cristallin.

Les mouvemens de l'iris, d'où résulte la dilatation et le resserrement de la pupille, suivant que l'œil a besoin d'admettre une plus ou moins grande quantité de rayons lumineux, sont déterminés sympathiquement par l'action de la lumière sur la rétine ; car l'iris elle-même n'est pas susceptible d'être impressionnée par les rayons lumineux [1].

II. SECTION.

Histoire de la cataracte.

Variétés, causes, symptômes et diagnostic de la maladie.

XVIII.

CELSE [2] avait dit que la cataracte [3] consistait dans la présence d'une pellicule membraneuse, opaque, formée par une humeur contre nature, laquelle, en se réunissant

---

1 Cette dernière vérité a été établie par d'ingénieuses expériences du célèbre FONTANA. Voyez *les Traités de phys. de* DUMAS, *tom.* 2 ; *et de* RICHERAND, *tom.* 2, 2.ᵉ *édit.*

2 Vid. CORN. CELS. lib. 6, cap. 6, §. 35 ; et lib. 7, cap. 7, §. 14.

3 Ce nom est dérivé du grec, et signifie *herse* ou *coulisse.* La cataracte est nommée par les Grecs *hypochisis* ou *hypochima :* les Arabes l'appellent *gutta obscura, aqua :* les Latins l'ont désignée par les mots *suffusio, cataracta.*

et se concrétant, interceptait les rayons de lumière, et les empêchait de parvenir jusqu'à leur destination : cette opinion fut généralement admise jusqu'au commencement du dix-huitième siècle. Cependant, avant cette époque, quelques écrivains [1] avaient déjà annoncé que la cataracte résultait le plus souvent de l'opacité du cristallin ; mais cette vérité ne fut bien établie que par Antoine MAÎTRE-JAN [2], MERY [3] et BRISSEAU [4], qui publièrent, en 1707, 1708 et 1709 [5], des observations qui ne permettaient plus aucun doute à cet égard.

Malgré l'authenticité de cette découverte, quelques auteurs [6] restèrent encore attachés

---

1 Théophile BONET, BLÉGNY, Bernard ALBINUS, etc. Voyez SABATIER, *méd. op. tom.* 3.

2 Voyez ses obs. 1.re, 2.e, 3.e et 4.e, sur des cataractes dont les yeux ont été opérés ou disséqués en 1682, 1685 et 1691 ; *Traité des maladies de l'œil, par* Ant. MAÎTRE-JAN.

3 Voyez Mém. de l'acad. des sciences, ann. 1707 et 1708 ; et nouv. Traité des malad. des yeux, par de S. YVES.

4 Voyez Traité de la cataracte et du glocoma ; et Mém. de l'acad. des sciences, 1705.

5 En 1713 MÉRY disséqua, en présence de l'académie des sciences, les yeux de M. Genty, qui avait été affecté de deux cataractes. M. Genty avait légué ses yeux à son ami, afin qu'il pût en tirer quelque lumière sur le véritable siége de cette maladie. Voyez *Mém. de l'acad. des sciences, ann.* 1713.

6 On peut citer pour exemple WOOLHOUSE, qui s'est surtout attaché à combattre MAÎTRE-JAN, BRISSEAU et HEISTER.

à l'ancienne opinion, et pour la concilier avec les faits nouveaux, ils regardèrent l'opacité du cristallin comme une maladie particulière, à laquelle ils appliquèrent la dénomination de *glocome*, déjà consacrée pour désigner une autre affection de l'œil, réservant le mot de cataracte pour désigner la formation de la prétendue pellicule membraneuse qu'ils persistaient à regarder comme un être réel. [1]

XIX.

Bientôt de nouvelles recherches anatomiques sur cette maladie, ayant appris que la cataracte avait quelquefois son siége dans la capsule du cristallin [2], soit à la partie anté-

---

ce dernier publia, en 1713, un traité particulier, en langue latine, sur la cataracte, le glaucome et la goutte sereine. Voyez *Dissert. savantes et crit. de M. de* WOOLHOUSE.

1 Le fait suivant n'a pas peu contribué à maintenir l'ancien préjugé. MERY avait rendu compte à l'académie des sciences, le 20 Février 1707, d'une extraction du cristallin cataracté, opérée par S. YVES, et en avait conclu, avec raison, que cet organe est ordinairement le siége de la maladie. Le 28 Mai de la même année, LITTRE présenta à la même société une cataracte formée par une membrane placée derrière l'iris : on sent combien ce fait paraissait favorable à l'opinion ancienne. Il est vraisemblable que, dans ce cas, la maladie était une cataracte membraneuse avec adhérence de la cristalloïde antérieure à l'iris. Voyez *Mém. de l'acad. des sciences, ann.* 1707.

2 Cette découverte appartient à MORAND et à LAPEYRONIE. Voyez *Mém. de l'acad. des sciences*, 1722.

rieure de cette membrane, soit dans sa partie postérieure, on a enfin reconnu qu'il existe des cataractes formées par une humeur contenue dans cette même capsule, et qui résulte ordinairement de la dissolution partielle ou totale du cristallin : ces deux dernières espèces ont été nommées, la première *cataracte membraneuse*, et l'autre, *cataracte laiteuse* ou *purulente*.

Il est inutile de faire observer que les diverses parties qui peuvent être le siége de la cataracte, c'est-à-dire; le cristallin, sa capsule, et l'humeur qu'elle renferme, peuvent perdre en même temps leur transparence. On distingue donc, relativement au siége, trois sortes de cataracte : la cristalline, beaucoup plus fréquente que les deux autres ; la membraneuse ; et enfin la cataracte humorale, qui existe rarement seule. On appelle cataracte mixte ou composée celle dans laquelle deux de ces mêmes parties ont perdu en même temps leur transparence [1]. MAÎTRE-JAN a nommé *accompagnemens de la cataracte*, de petits flocons

---

[1] La cataracte, ainsi que plusieurs autres maladies des yeux, telles que l'ophtalmie, l'amaurosis, affectent souvent les deux yeux à la fois.

blanchâtres qu'on voit nager dans les deux chambres de l'œil après la dépression ou l'extraction de la lentille.

Lorsque la tache qu'on aperçoit derrière la pupille est mobile et obéit aux mouvemens de la tête, on dit alors que c'est une cataracte branlante.

XX.

Une distinction non moins importante que celles que je viens de rappeler, partage les cataractes en primitives et en secondaires : ces dernières, ainsi nommées de ce qu'elles surviennent après l'opération, peuvent dépendre du retour du cristallin à sa place ordinaire, lorsqu'on a pratiqué l'abaissement ; mais elles dépendent aussi quelquefois de l'opacité que contracte, après l'opération, la capsule cristalline, soit qu'on ait pratiqué l'abaissement, soit qu'on ait opéré par extraction [1].

XXI.

Cette maladie offre encore quelques variétés qui lui ont mérité des noms particuliers : on la nomme *blanche, cendrée, citrine,*

---

[1] Voyez Mém. de l'acad. des sciences, ann. 1722 ; et Mém. de l'acad. de chir. t. VI, in-12.

marbrée, *ferrugineuse*, *noire*, à raison de sa couleur ; on l'appelle *pierreuse*, *molle* ou *caséeuse*, en ayant égard à la consistance du cristallin, etc. [1]

XXII.

La cataracte est le partage de la vieillesse. Dans cette période de la vie, lors même que le cristallin ne perd pas sa transparence, il prend ordinairement une couleur de topaze. Cette maladie peut cependant exister à toutes les époques de la vie, et même avant celle de la naissance. [2] J'ai eu moi-même occasion de la rencontrer deux fois sur de jeunes sujets. L'un d'eux fut opéré avec succès par extraction, à l'âge de douze ans.

XXIII.

Un coup porté sur l'œil [3], une ophtalmie

---

1 On distingue encore la cataracte en simple et en compliquée : or les complications les plus intéressantes à connaître, relativement à notre objet, sont les fluxions habituelles, l'albugo, l'amaurosis, le glaucome et l'immobilité de l'iris.

2 S. Yves rapporte un exemple de cataracte de naissance. Voyez son *Traité des maladies des yeux.*

3 Un soldat de la 30.ᵉ demi-brigade, s'étant blessé à l'œil droit avec la pointe d'un couteau, fut attaqué d'une ophtalmie, à la suite de laquelle il survint une cataracte. L'opacité était complète au bout de douze jours, à compter de celui de la blessure.

violente, peuvent déterminer la formation d'une cataracte. On a remarqué que les individus exposés à l'action d'une vive lumière, soit naturelle, soit artificielle, étaient plus exposés à contracter cette affection.

La cataracte ne dépend pas toujours de causes aussi évidentes ; et alors il devient bien difficile de prononcer à quel désordre intérieur elle doit son origine. On pense, et cette opinion n'est pas sans fondement, que la suppression d'un écoulement habituel, les affections artritiques, rhumatismales, scrofuleuses et siphylitiques, peuvent y donner lieu. [1]

XXIV.

Les signes qui peuvent faire reconnaître une cataracte, se déduisent du rapport du

---

1 Cataractam aliquandò esse morbum merè topiquum, id est, in integerrimo corpore oriri, aliquandò verò universi cujusdam corporis morbi symptoma et affectum esse, iterùm iterùmque observavi; arthriticos, podagricos, scrophulosos hoc morbo sæpè affligi, comperi, neque alios, ut venereos, potatores varioque modo cachecticos cacochimosque, rarò corripit. RICHT. *Observ. chirurg. fascicul.* 2, *cap.* 6.

Novi cataractas ortas à rheumate lentem oculi afficiente. STOLL, *Rat. medend. pars* 3, *ephem.* 1779.

Quidam cataractâ mulctati asserebant se repentè visu fuisse privatos quo tempore febre acutâ fuerant detenti, quam biliosam fuisse existimanti constabat. STOLL, *Rat. med. pars* 3, *de morb. hepat. et icter.*

malade et de l'examen de l'organe affecté. Lorsque la maladie commence, la personne qui en est incommodée se plaint que sa vue s'affaiblit et se trouble : bientôt elle n'aperçoit plus les objets qu'au travers un nuage, léger d'abord, mais qui devient chaque jour plus épais; cependant elle distingue mieux ceux qui sont placés de côté que ceux qui sont directement en face, et la vue est moins trouble dans l'obscurité que lorsque les yeux sont exposés à une vive lumière. La maladie faisant toujours des progrès, la vue s'altère de plus en plus, et le malade finit par devenir complétement aveugle, mais conserve cependant encore la faculté de distinguer la lumière des ténèbres. En examinant l'intérieur du globe de l'œil, on aperçoit derrière l'iris un nuage d'un blanc obscur. Bientôt le centre de la pupille présente une tache distincte, diversement colorée chez les différens sujets. Cette tache augmente peu à peu ; elle est environnée par un cercle noir, plus large dans l'obscurité, plus étroit lorsque l'œil est exposé à une lumière vive, et qui finit quelquefois par disparaître complétement. [1]

---

1 L'explication de tous ces phénomènes découle naturel-

Parmi les variétés que présente cette maladie, relativement à la couleur de la tache placée derrière la pupille, la cataracte noire [1] est la seule dont le diagnostic puisse embarrasser un homme instruit ; cependant on ne confondra pas cette affection avec l'amaurosis, en ayant égard d'un côté aux symptômes que le malade a successivement éprouvés, et en examinant avec attention la pupille, qui est d'un noir terne, tandis que dans l'état naturel elle est d'un noir resplendissant.

Voici quels sont les signes qui pourront faire présumer que la cataracte est membraneuse. Elle est souvent la suite d'une inflammation ; elle se forme ordinairement dans un espace de temps très-court. La tache ne commence pas précisément au centre de la pupille, et lorsqu'elle a achevé de se former, elle la remplit entièrement. Elle n'est pas d'une couleur uniforme ; quelques

---

lement de la connaissance du mécanisme de la vision ; je n'ai pas cru devoir m'y arrêter.

1 WENZEL a reconnu et opéré avec succès deux cataractes noires, compliquées de l'immobilité de l'iris. DEHAEN et VAN-SWIETEN, qui assistèrent à l'opération, avaient pris la maladie pour une goutte sereine. *V. Traité de la cataracte par* WENZEL.

points paraissent plus blancs. Enfin l'opacité n'est pas complète.

La cataracte humorale ou laiteuse est d'un blanc de lait, souvent accompagnée de la dilatation et de l'immobilité de l'iris ; la saillie que forme quelquefois la capsule cristalline fait paraître la tache au niveau même de l'iris. Quant aux cataractes mixtes, ce n'est que pendant ou après l'opération qu'on peut les reconnaître. Enfin il est impossible de se méprendre sur une cataracte secondaire, et de la confondre avec celle qui est primitive.

III. SECTION.

Traitement de la cataracte.

Traitement médical.

XXV.

On a vanté beaucoup de moyens comme ayant la vertu de rendre au cristallin, ou aux autres parties qui peuvent être le siége de la cataracte, leur transparence naturelle. L'expérience a prononcé qu'on doit à peine compter, même dans le commencement de la maladie, sur l'efficacité de ceux qui ont été les plus célébrés, tels que l'extrait de

ciguë, celui de jusquiame, etc. [1]; le calo-
mélas et plusieurs autres préparations mercurielles; les sudorifiques, les sternutatoires,
les divers exutoires, l'électricité, etc. Cependant, comme l'emploi de ces moyens, lorsqu'ils sont maniés par une main prudente,
n'aggrave point la maladie et n'expose d'ailleurs le malade à aucun danger, il me
semble qu'on devrait d'autant moins négli-
ger d'y avoir recours, que l'opération ne
doit jamais être pratiquée que lorsqu'il y
a cécité complète.

XXVI.

S'il est à peu près démontré par l'expérience que la cataracte dépend souvent d'un
principe morbifique répandu dans tout le
système [2], pourquoi le symptôme particulier
ne céderait-il pas, comme tous les autres,
à l'action des remèdes propres à combattre
la maladie générale? On lit dans les leçons
de Boerhaave sur les maladies des yeux,
l'exemple rapporté par Boyle de deux cataractes parfaites, et qui ne permettaient pas

---

1 Voyez Ant. Storck, Tract. quo demonstratur cicut. etc.;
et libell. quo continuantur experimenta, etc.

2 Voyez plus haut les passages de Richter et de Stoll,
N.° 23.

même à celui qui en était affecté, de distinguer la lumière des ténèbres, guéries néanmoins très - promptement par l'usage d'une poudre sternutatoire, qui occasiona plusieurs accidens, mais particulièrement des sueurs abondantes, des vomissemens, des selles, la salivation ; en un mot une augmentation marquée de toutes les excrétions. Ces symptômes se calmèrent peu à peu, et le malade se trouva parfaitement guéri. [1]

On trouve dans SCHENKIUS [2] l'observation d'une cataracte complète, guérie par des frictions mercurielles qui avoient été prescrites contre la maladie vénérienne. GENDRON rapporte deux faits semblables, dont l'un lui avoit été communiqué par LAFAYE, et l'autre est puisé dans sa propre pratique [3].

______

[1] Voyez Traité des malad. des yeux, par HERMANN et BOERHAAVE.

[2] Voyez Obs. med. lib. de morb. gall. ob. 223.

[3] Voyez Traité des maladies des yeux, par GENDRON, tom. II, chap. 22. Voyez aussi HEISTER, Tract. de cataractâ et instit. chirurg. tom. I, part. 2, sect. 2, cap. 55. HEISTER dit dans ce dernier ouvrage, et à l'endroit que je viens de citer, qu'il est impossible de douter que plusieurs malades n'aient été guéris par les remèdes, et même quelquefois par le *seul bénéfice de la nature*. Le docteur CHAMSERU en rapporte un exemple dans les notes qu'il a jointes à l'article Cataracte, rédigé par WENZEL, dans l'Encyclop. méthod. Dict. de méd.

Un chirurgien anglais ayant eu occasion de remarquer qu'une inflammation survenue inopinément à un œil cataracté, avait rendu aux parties devenues opaques leur première transparence, imagina qu'en produisant artificiellement une inflammation modérée, il pourrait peut-être obtenir le même résultat; il versa en conséquence entre les paupières quelques gouttes d'éther sulfurique, tantôt pur, et tantôt mêlé avec une dissolution de sublimé corrosif : le succès le plus heureux couronna ses tentatives; et deux cataractes, l'une secondaire, l'autre primitive, furent guéries par ce moyen. [1]

Mon but, en rapportant ces derniers faits, n'est pas de les proposer pour modèles aux jeunes praticiens ; je veux seulement faire remarquer qu'il n'est pas impossible d'obtenir la résolution de l'espèce d'engorgement qui paraît constituer la cataracte. [2]

---

[1] WERNER, dans un Traité de la cataracte, publié en anglais. L'un des malades guéris par Werner fut obligé, après la guérison de la cataracte, de se servir d'un verre convexe, d'où cet auteur conclut que le cristallin avait été dissous. RICHTER, en rendant compte de l'ouvrage de Werner dans la Bibliothèque de chirurgie, adopte cette explication. *Note communiquée par M.* LOBSTEIN.

[2] CELSE disait, il y a dix-huit siècles, en parlant de la

Circonstances qui contre-indiquent l'opé-ration; préparations.

XXVII.

Avant de commencer la description de deux procédés opératoires que je me propose de comparer, il ne sera pas inutile de faire quelques remarques sur les circonstances propres à nous faire distinguer les cas dans lesquels l'opération peut être entreprise, et sur les précautions auxquelles il convient d'avoir recours pour en assurer le succès.

XXVIII.

La première question qui se présente ici à examiner, est celle de savoir s'il convient d'entreprendre l'opération lorsqu'il n'y a qu'un des deux yeux cataractés : je pense qu'elle doit être différée, 1.° parce qu'un seul œil suffit pour l'intégrité de la vision[1]; 2.° parce qu'il pourrait arriver qu'après l'o-pération, les deux yeux n'ayant plus le même degré de force réfringente, la vue

---

cataracte : « Inter initia nonnunquàm certis observationibus « discutitur. »

[1] JURINE pense que la force des deux yeux réunie « ne « l'emporte que d'un treizième sur celle d'un œil exercé sépa-rément. » Voyez RICHERAND, *nouv. élém. de physiol.* *tom. II.*

fût moins distincte qu'elle ne l'était auparavant. [1]

XXIX.

Il est évident que l'opération, de quelque manière qu'elle soit exécutée, ne peut point rendre la vue au malade si la cataracte se trouve compliquée d'amaurosis : mais l'immobilité de l'iris n'est pas un signe certain de cette complication ; car, outre qu'elle peut dépendre des adhérences que cette membrane aura contractées avec la crystalloïde antérieure , ou bien encore de la pression qu'exerce sur elle le cristallin devenu trop volumineux , il est possible qu'une cause morbifique ait rompu le lien sympathique qui l'unissait à la rétine. Il faut alors s'assurer si le malade distingue encore la lumière des ténèbres ; s'informer si la diminution de la vue a été proportionnée à l'obscurcissement de la pupille, ou si cette diminution a été subite, ou même si elle existait avant le commencement de la cataracte ; enfin on peut encore avoir recours à l'électricité ou au galva-

---

1 Le strabisme dépend souvent de l'inégale force des deux yeux.

nisme [1], pour reconnaître si la rétine est réellement paralysée. Cet examen exige d'autant plus d'attention de la part du praticien, que l'iris peut aussi avoir conservé sa mobilité, quoique l'œil ait perdu la faculté de voir. [2]

XXX.

Tous les praticiens conviennent que l'opération ne réussit point ordinairement chez les sujets qui ont été tourmentés par des douleurs de tête habituelles, par des ophtalmies opiniâtres, ou quelqu'autre maladie chronique. Dans le cas d'ophtalmie l'opération ne serait pas seulement inutile, elle pourrait encore être suivie d'accidens plus ou moins graves. WENZEL [3] a observé

---

1 CRÈVE a proposé ce dernier moyen dans un ouvrage allemand *sur l'irritation métallique;* note comm. par M. LOBSTEIN.

2 J'ai cité plus haut l'observation d'une cataracte noire, compliquée d'immobilité de l'iris, opérée avec succès par WENZEL. Cet oculiste a opéré à Paris avec le même succès, et en présence du célèbre LOUIS, une cataracte qui présentait la même complication. Ce malade était M. RECOLIN, memb. de l'acad. de chir. Voy. WENZEL, *ouv. cité.* D'un autre côté, JANIN et RICHTER ont vu l'iris conserver sa mobilité, quoiqu'il existât goutte sereine. V. JANIN, *Mém. et Obs. anat. physiol. et physiq. sur l'œil, sect. XI, sur la mobilité de l'iris dans des yeux affectés de cécité;* et RICHTER, *Obs. chirurg. fasc.* 2, *cap.* 5, *de amaurosi.*

3 Voyez l'ouvrage cité.

que pour la cataracte qui survient par cause externe, et se forme rapidement, elle réussit très-rarement. D'autres ont fait la même remarque pour celle qui affecte les jeunes sujets, surtout si elle dépend de quelque vice intérieur; d'où l'on doit inférer que celles qui attaquent les vieillards, sans autre cause que les progrès de l'âge, sont celles dont on peut porter le pronostic le plus favorable.

XXXI.

Si le sujet qu'on doit opérer jouit d'ailleurs d'une bonne santé, il suffira, pour le préparer à l'opération, de diminuer pendant quelques jours ses alimens; de lui faire prendre quelques bains de pieds, et une tisane légèrement laxative : quant aux médicamens proprement dits, à la saignée, etc., on ne doit recourir à ces moyens que quand une indication positive exige leur emploi.

XXXII.

Lorsque le globe de l'œil est enfoncé, peu volumineux, l'opération présente quelques difficultés, surtout si cet organe est en même temps très-mobile. On a conseillé de l'accoutumer au contact des instrumens, en promenant une ou deux fois par jour, sur sa surface, un stylet boutonné. J'ai vu le professeur Dubois faire usage de ce moyen préparatoire, avec tant de succès, sur une femme affectée de cataracte, qu'au moment de l'opération cette malade s'aperçut à peine qu'on la pratiquait : cette petite manœuvre, l'attention d'enfoncer convenablement l'instrument, et la précaution de n'en employer que de très-parfaits, dispenseront de recourir aux divers instrumens qui ont été imaginés pour fixer le globe de l'œil, instrumens auxquels les plus habiles oculistes paraissent avoir généralement renoncé. Si pourtant l'excessive mobilité de l'œil faisait craindre que l'œil ne pût être fixé pendant l'opération, et qu'il fût indispensable de se servir d'un ophtalmostat, je pense qu'il faudrait préférer l'instrument de Pamart, avec la correction de Rumpelt, ou mieux encore avec celle de Demours. [1]

L'étroitesse de la pupille est un inconvénient qui peut donner lieu à quelques accidens, surtout lorsqu'on pratique l'extraction ; tels sont, par exemple, la blessure de l'iris, ou le décollement de cette mem-

---

[1] Voyez Jour. de médecine, t. 63.

brane. Le docteur Reymarus a conseillé de verser entre les paupières quelques gouttes d'une dissolution d'extrait de belladonna; cette liqueur produit une paralysie passagère de la rétine, et une dilatation très-marquée de la pupille. [1]

De la méthode d'opérer par dépression, suivant le procédé de SCARPA.

XXXIII.

L'opération de la cataracte par dépression consiste à déplacer le corps opaque situé derrière la pupille, et à le placer hors de l'axe de la vision, et ordinairement dans la partie inférieure du globe de l'œil. On n'emploie pour cette opération qu'un seul instrument, auquel on donne le nom d'aiguille à cataracte, et dont la forme a varié au gré des praticiens qui se sont exercés à cette opération ; celles figurées en fer de lance, et tranchantes sur les deux bords, étaient néanmoins généralement préférées. Le professeur Scarpa a cru pouvoir substituer avec avantage, aux aiguilles de cette dernière forme, celle dont il donne la des-

---

1 Extrait de la Bibliothèque britannique.

cription [1]. Un coup d'œil jeté sur la planche III de l'ouvrage de ce professeur, donnera de cet instrument une idée plus exacte que ne pourrait le faire la description la plus détaillée. Qu'il me suffise de remarquer que cette aiguille doit être très-étroite, tranchante sur ses deux bords ; que son côté convexe est plane dans toute son étendue, tandis que le côté concave présente un angle saillant, de la même manière à peu près que les aiguilles courbes dont on se servait, il n'y a pas encore long-temps, pour la suture des plaies. Le manche de cette aiguille, taillé à facettes, porte, sur le côté qui correspond à la convexité de la lame, une marque particulière, au moyen de laquelle on peut reconnaître la direction de la pointe lorsque, plongée dans le globe de l'œil, elle se dérobe à la vue de l'opérateur.

XXXIV.

Le malade assis sur un siége un peu bas, la tête appuyée contre la poitrine d'un aide chargé en même temps de relever la paupière supérieure contre la base de l'orbite ; le chirurgien, après avoir recouvert et fixé

---

1 Voyez l'ouvrage déjà cité.

l'œil du côté opposé, se placera vis-à-vis le malade sur un siége un peu plus élevé : le pied correspondant à la main qui doit opérer, appuiera sur un tabouret, le doigt indicateur de la main opposée abaissera la paupière inférieure. [1]

XXXV.

Tout étant ainsi disposé, et la cataracte étant supposée du côté gauche, voici de quelle manière SCARPA conseille de procéder à l'opération. Le chirurgien saisit avec la main droite l'aiguille courbe, qu'il tient comme une plume à écrire; il en porte la pointe sur la sclérotique du côté de l'angle externe, à un peu plus d'une ligne de distance de l'union de cette membrane avec la cornée, et un peu au-dessous du diamètre transversal [2] : dans ce premier temps

---

1 Chacun sait qu'il faut choisir un jour serein, et opérer dans un appartement bien éclairé; il convient aussi que le malade soit à jeun, afin d'être moins exposé au vomissement. Du reste il importe peu que l'opération soit pratiquée dans telle ou telle saison. STOLL a cependant remarqué dans ses Éphémérides pour l'année 1778, que ceux qui avaient été opérés en juin et juillet n'avaient éprouvé aucun accident après l'opération, et que leur guérison s'était soutenue, tandis qu'il en était tout autrement pour d'autres cataractes opérées en août et en septembre. V. STOLL. *rat. med. pars* 3. *Ephemerid.* 1778.

2 Avant DAVIEL les partisans de l'abaissement ont beaucoup

de l'opération le manche de l'instrument est dirigé vers la tempe, qui offre à la main du chirurgien un point d'appui solide; la courbe que décrit la pointe de l'aiguille regarde en dehors et un peu en avant.

L'instrument ayant été placé ainsi qu'il vient d'être dit, le chirurgien l'enfonce dans la sclérotique; et aussitôt qu'il a traversé cette membrane, il imprime au manche un mouvement de bascule qui l'éloigne de la tempe, en le portant en bas et en avant, afin de faire pénétrer plus facilement la pointe recourbée de la lame : dirigeant ensuite la pointe de cet instrument vers la pupille, il en fait glisser la convexité sur la partie supérieure du cristallin, sur lequel il appuie, afin de le faire descendre un peu et être moins exposé par là à blesser le corps ciliaire. Lorsque la pointe de l'instrument paraît derrière la pupille, il la dirige en dedans, entre la face postérieure de l'iris et la convexité antérieure de la lentille. Parvenu à l'extrémité interne du diamètre transversal du cristallin, il enfonce profon-

---

varié sur ce point, depuis S. Yves, qui veut qu'on enfonce l'aiguille à une ligne de la cornée, jusqu'à Brisseau, qui commande de l'enfoncer à un demi-travers de doigt de cette membrane. V. Sabatier, *méd. op. t.* 3.

dément la pointe de l'aiguille dans la capsule antérieure, et même dans la substance du cristallin ; puis, faisant décrire au manche de son instrument de petits mouvemens d'arc de cercle, il déchire cette caspule ; après quoi, pressant d'avant en arrière le cristallin, il l'enfonce profondément dans la partie inférieure de l'humeur vitrée, l'y maintient un instant, dégage ensuite son aiguille par un petit mouvement de rotation, et la retire du globe de l'œil en lui faisant suivre la route qu'elle avait déjà parcourue pour y pénétrer.

XXXVI.

Comme il importe de déchirer la convexité antérieure de la capsule, afin de prévenir la cataracte membraneuse secondaire, l'opérateur doit apporter la plus grande attention, afin de reconnaître si, au moment où l'instrument paraît dans l'ouverture pupillaire, il se trouve vraiment placé devant la capsule du cristallin, et non entre celle-ci et le cristallin lui-même ; s'il avait cette dernière position, on le reconnaîtrait à l'éclat moins brillant de l'instrument, à la résistance qu'on éprouverait en dirigeant la pointe vers la pupille, ou en la portant vers le grand angle de l'œil.

Pour remédier à cet inconvénient, et assurer de plus en plus la rupture de la capsule, il suffira d'imprimer un mouvement de rotation à l'aiguille, mouvement par lequel sa pointe, dirigée en avant, percera nécessairement la capsule : après quoi on achèvera l'opération comme il a été dit précédemment.

Si, après avoir déprimé le cristallin, la pupille ne présentait pas une couleur noire, brillante ; si, au lieu de cette netteté qu'elle doit offrir, elle paraissait légèrement terne, il faudrait soupçonner que la capsule n'a pas encore été déchirée, et réitérer en conséquence les mouvemens propres à opérer ce déchirement, jusqu'à ce que la pupille eût repris cet éclat qui lui est naturel.

XXXVII.

Le procédé qui vient d'être décrit est particulièrement applicable à l'espèce de cataracte la plus fréquente, c'est-à-dire, à la cataracte cristalline, dans laquelle la lentille, ayant conservé sa consistance naturelle, peut facilement céder à la pression de l'aiguille, et être ainsi portée dans l'humeur vitrée ; mais ce procédé doit subir quelques modifications lorsqu'il est question d'opérer, soit une cataracte molle, soit une cataracte membraneuse, soit enfin une cataracte liquide.

1.º Lorsque la cataracte est molle ou caséeuse, et que le chirurgien, après avoir déchiré, dans la plus grande étendue possible, la capsule antérieure du cristallin, aura tenté vainement de le déprimer, il verra flotter, soit dans la chambre postérieure, soit dans l'antérieure, les fragmens de ce corps ramolli ; alors il divisera avec la pointe de l'aiguille les parties les plus volumineuses de cette substance, et afin qu'elles ne demeurent pas vis-à-vis la pupille, il les poussera avec la pointe de l'instrument, de la chambre postérieure dans l'antérieure, à la partie inférieure de laquelle elles descendront par leur propre poids, pour s'y dissoudre peu à peu dans l'humeur aqueuse, et être ensuite résorbées par les lymphatiques.

2.º On tient à peu près la même conduite lorsque la cataracte est membraneuse, soit qu'elle soit primitive ou consécutive, soit que l'opacité réside dans la partie antérieure de la capsule, soit que ce soit l'hémisphère postérieure qui ait perdu sa transparence. En effet, l'opération consiste alors à réduire cette membrane en lambeaux, en roulant l'aiguille entre les doigts, et à faire ensuite successivement passer tous ces débris opaques dans la chambre antérieure, où ils doivent également éprouver une dissolution.

3.º Si l'on opère une cataracte liquide, on voit, au moment même où la pointe de l'aiguille perce la capsule, la matière puriforme qui y était contenue, se mêler à l'humeur aqueuse et en troubler la transparence. Le chirurgien n'a plus alors, pour achever l'opération, qu'à faire exécuter à la pointe de l'aiguille de petits mouvemens d'arc de cercle pour déchirer complétement la capsule.

4.º Enfin, lorsque l'opacité réside en même temps et dans le cristallin et dans sa capsule, il est aisé de voir qu'on doit, après avoir déprimé la lentille, diviser la membrane pour en faire passer ensuite les lambeaux dans la chambre antérieure.

XXXVIII.

Il résulte de cet exposé du procédé opératoire décrit par le professeur Scarpa, que les parties intéressées par l'aiguille sont, la conjonctive, l'aponévrose du muscle droit externe, la sclérotique, la choroïde, la rétine, ou du moins le prolongement membraneux auquel elle donne naissance, la membrane hyaloïde et l'humeur vitrée, enfin la capsule du cristallin. La perfection de cette opération, dans les cas les plus simples, consiste, selon son inventeur, en deux points : 1.° déchirer dans toute son étendue la capsule antérieure, lors même qu'elle a conservé sa transparence ; 2.° enfoncer le cristallin profondément dans l'humeur vitrée. Lorsque la cataracte est membraneuse, ou lorsque le cristallin ramolli ne peut être déprimé, le but qu'on doit se proposer d'atteindre est, 1.° de diviser en petites parcelles le corps opaque ; 2.° de n'en laisser aucune derrière l'iris, et surtout vis-à-vis la pupille.[1]

De la méthode d'opérer par extraction, et en particulier du procédé de WENZEL.

XXXIX.

Il paraît que l'extraction de la cataracte

---

[1] Il faut lire, pour tout ce qui a rapport au procédé, l'ouvrage de SCARPA lui-même : l'idée d'employer une aiguille courbe lui fut suggérée par le hasard, comme on le voit par la note insérée au bas des pages 87 et 88.

était connue des médecins grecs [1] et arabes [2], et même des médecins de Rome. [3] Mais telle fut la force des préjugés contre cette opération, que, malgré les succès dont elle avait été couronnée, les ouvrages de médecine n'en firent mention que pour la condamner. [4] Ce préjugé a subsisté jusqu'au commencement du dix-septième siècle : à cette époque Mery, ayant démontré que la cataracte dépendait le plus ordinairement de l'opacité du cristallin, imagina que ce corps pourrait être enlevé sans que le malade perdît la faculté de voir. Voici à quelle occasion Mery conçut ce projet d'opération.

---

1 In suffusione, quod hypochyma vocant . . . . non desunt qui hæc quoque vacuare sint aggressi etc. Gall. *meth. med. lib.* 14, *cap.* 13.

2 Et homines quidem habent vias diversas in exercendo curam aquæ, quæ fit cum instrumento , ita ut quidam sint qui disrumpunt inferiorem partem corneæ et extrahunt aquam per eam, et hoc est in quo est timor, etc. Avicen. *lib.* 3, *fen.* 4, *tract.* 1, *cap.* 20.

3 Pline le naturaliste parle clairement de l'abaissement et de l'extraction de la cataracte dans ce passage. « Squam- « mam in oculis emovendam potiùs quàm extrahendam. » Plin. *hist. nat. lib.* 29, *cap.* 1.

4 Il est encore fait mention dans les auteurs d'une méthode d'opérer la cataracte, qui consiste à faire un trou à la cornée avec une aiguille cannulée, et à tirer la cataracte par succion ; on voit assez que cette méthode, qui paraît avoir été connue d'Albucasis, n'a jamais pu être mise en pratique. V. *Hist. de la chirurg. t.* 2, *liv.* 6, *pag.* 611 *et suivantes.*

S. Yves fut consulté, en 1707, pour un marchand de la ville de Sedan, lequel s'était rendu à Paris pour une cataracte branlante, qui était passée dans la chambre antérieure par l'ouverture de la pupille : ce malade éprouvait depuis trois mois une douleur de tête considérable, avec insomnie. S. Yves, réfléchissant qu'on ouvrait impunément la cornée pour en évacuer la matière d'un abcès contenue dans la chambre antérieure, n'hésita point à pratiquer la même opération pour extraire le corps opaque renfermé dans cette cavité. L'opération fut pratiquée en présence de Mery. Le cristallin qui fut extrait par cette opération, au grand étonnement de l'opérateur et de l'académicien [1], avait une consistance plâtreuse. Le malade dormit bien la nuit suivante, et le lendemain l'humeur aqueuse était entièrement régénérée. L'année suivante la même opération fut pratiquée et avec le succès le plus complet par Jean-Louis Petit, en présence de S. Yves et de Mery, sur un ecclésiastique qui avait été opéré plusieurs années auparavant par la méthode d'abaissement, et

---

1 Ils s'attendaient à voir sortir la membrane accidentelle qu'on croyait encore à cette époque former la cataracte.

dont le cristallin était passé par le trou de la pupille à l'occasion d'un effort. [1]

S. Yves, en rendant compte de ces opérations, rapporte un troisième fait très-analogue aux deux précédens. Huit ans après (en 1716), un homme ayant été blessé à l'œil, le cristallin, sans avoir perdu sa transparence, se détacha et passa dans la chambre antérieure, d'où il fut extrait non sans quelque difficulté, parce qu'il avait contracté des adhérences avec l'intérieur de la cornée; cette dernière opération fut également suivie de succès. [2]

XL.

Il ne restait plus qu'un pas à faire pour arriver ou plutôt pour en revenir à l'extraction ; cependant ce ne fut qu'en 1752 que cette opération fut de nouveau érigée en méthode par Daviel. [3] Ce célèbre oculiste imagina un grand nombre d'instrumens, les uns destinés à faire l'incision de la cornée, les autres à ouvrir la capsule cristalline, d'autres enfin à faire sortir le cristallin. [4]

---

1 Voyez Mém. de l'acad. des sciences, 1708.

2 Voyez Nouveau Traité des maladies des yeux, par S. Yves, part. 2, ch. 21.

3 Voyez Mém. de l'acad. de chirurgie, t. 5, in-12.

4 J. H. Freytag, dans une dissertation imprimée à Stras-

Quoique la méthode de DAVIEL fût bien éloignée du degré de perfection auquel elle est parvenue depuis, l'auteur en obtint des succès si nombreux [1] qu'un grand nombre de chirurgiens français ou étrangers s'empressèrent de l'adopter. GARENGEOT, LAFAYE, PALUCCI, POYET, SHARP, TENON, BERENGER, PAMART, RUMPELT, DEMOURS, BELL, GUERIN de Lyon, GUERIN de Bordeaux, DUMONT, BECQUET, etc., s'occupèrent de la perfectionner. Je ne me propose point d'exposer ici leurs divers procédés, ni les instrumens qu'ils ont imaginés pour les exécuter [2] ; je

---

bourg avant la découverte de DAVIEL, et même avant la publication des Instituts de chirurgie de HEISTER, dit que son père avait souvent extrait, avec des aiguilles crochues, des cataractes membraneuses : HEISTER élève des doutes sur cette assertion. V. *Inst. de chirurgie, p. 2, sect. 2, ch. 4.* On a prétendu aussi que TAYLOR, oculiste anglais, avait pratiqué en 1737 l'extraction de la cataracte, en faisant une incision à la cornée. DAVIEL réfute cette seconde assertion : ainsi le mérite d'avoir reproduit la méthode d'extraction, demeure au chirurgien français.

1 Voyez Acad. de chirurg. mém. cité, t. 5 in-12; et plus bas, N.° 68.

2 On peut consulter les Mém. de l'acad. de chir., les Transactions philos., le Dictionnaire de chirurg. de l'Encyclopédie méthodique; les Traités de chirurgie de BELL, BERTRANDI, RICHTER, de M. SABATIER; et, parmi les Traités des maladies des yeux, celui de PELLIER de QUENGSY, fils, publié en 1779, et dans lequel on trouve décrits dix-neuf procédés pour l'opération de l'extraction. V. t. 2 *de cet ouvrage.*

me contenterai de remarquer que tous ces procédés ont pour but commun l'incision de la cornée dans sa partie inférieure, et celle de la capsule cristalline. Parmi les auteurs que je viens de nommer, les uns se sont proposés de rendre plus nette la section de la cornée ; les autres, d'éviter pendant cette section la blessure de l'iris ; ceux-ci, d'abréger la durée de l'opération ; ceux-là, de faciliter l'issue du cristallin ; plusieurs se sont attachés à imaginer des moyens propres à fixer le globe de l'œil ; enfin il en est qui ont cru pouvoir arriver à un degré de simplicité tel que le chirurgien fût non-seulement dispensé de la nécessité d'être ambidextre , mais même de cette légèreté de la main, qui ne peut s'acquérir que par une grande habitude.

XLI.

Le procédé de Wenzel, étant généralement regardé comme celui qui réunit le plus d'avantages, ayant été d'ailleurs couronné par des succès nombreux, est aujourd'hui le plus généralement adopté ; c'est pour cette raison que j'ai cru devoir le choisir de préférence à tous les autres , afin de pouvoir

l'opposer avec avantage au procédé de
Scarpa. [1]

.Wenzel n'emploie pour pratiquer l'opération de la cataracte, qu'un seul instrument, qui porte le nom de cératotome [2] :
c'est un petit couteau, dont la lame, parfaitement droite, longue d'environ dix-huit
lignes, a trois lignes de largeur vers sa
base, et va en diminuant insensiblement
vers la pointe extrêmement aiguë qui la
termine ; cette lame, légèrement convexe
sur ses deux faces, est tranchante dans
toute la longueur du bord inférieur, tandis
que le bord supérieur, moins convexe que
le précédent, n'est tranchant que vers la
pointe dans l'étendue d'une ligne et demie,

---

1 Il faut lire dans l'ouvrage de Wenzel, fils, que j'ai déjà
eu occasion de citer, tous les détails de ce procédé.

2 Cet instrument diffère à peine de celui que Richter
a décrit et fait graver dans son ouvrage intitulé, *Observatio-
num chirurgicarum fasciculus primus*. Wenzel, dans l'ouvrage
cité, accuse Richter d'avoir acheté à Londres, chez un cou-
telier nommé Savigny, l'instrument de son père, et d'en avoir
publié, à son retour, la description, comme s'il en eût été
l'inventeur. Le célèbre chirurgien de Gœttingue me paraît
avoir répondu à cette imputation dans sa Bibliothèque de
chirurgie. Voyez *Bib. du Nord, par* J. Rougemont, t. 1, 2 *p.*
J'ai ouï dire que Richter avait modifié son instrument en
prolongeant la pointe de la lame sous la forme d'une aiguille
très-étroite ; cette correction ne me paraît pas heureuse.

afin de faciliter l'entrée de l'instrument dans l'épaisseur de la cornée. Le manche sur lequel cette lame est fixée, est taillé à facettes, comme celui des aiguilles à abaissement. Cet instrument s'emploie indifféremment pour l'œil droit et pour l'œil gauche.[1]

XLII.

Tout étant disposé comme dans l'opération de SCARPA, et dans la supposition qu'il s'agit d'opérer sur l'œil gauche, le chirurgien saisit le cératotome comme l'aiguille à abaissement, appuie les deux derniers doigts sur la tempe, et aussitôt qu'il aperçoit que l'œil est calme, il perce la cornée à une demi-ligne de la sclérotique, au-dessus de l'extrémité de son diamètre transversal.[2] L'instru-

---

1 Là cataracte est de toutes les opérations de chirurgie celle qui me paraît exiger le plus de perfection dans les instrumens employés pour la pratiquer : quand elle réussit, l'ouvrier qui a fabriqué les instrumens, doit toujours partager l'honneur du succès. J'ai vu se briser dans l'œil entre les mains d'un chirurgien du premier mérite, un bistouri de Wenzel.

2 Quelques praticiens pensent que les accidens inflammatoires sont plus graves lorsqu'on fait l'incision de la cornée très-près de l'union de cette membrane avec la sclérotique ; cette opinion pourrait être étayée par les résultats de la pratique de Sharp. Cet auteur conseille de faire l'incision le plus près possible de la sclérotique : or on voit par la lecture du second mémoire qu'il présenta en 1753 à la société royale

ment doit être plongé hardiment et dans une direction presque perpendiculaire à la cornée, sans quoi il pourrait glisser entre les lames de cette membrane, et l'ouverture, quoique très-grande extérieurement, ne le serait point assez en dedans pour livrer passage au cristallin.

Lorsque la pointe de l'instrument est parvenue dans la chambre antérieure, ce qu'on reconnaît au défaut de résistance, l'opérateur porte en dehors le manche de l'instrument, afin d'éloigner sa pointe de l'iris ; il l'enfonce ensuite jusque vers la pupille, suivant la direction d'un diamètre oblique de haut en bas et de dehors en dedans : parvenu à cette ouverture, il abaisse de nouveau le manche de l'instrument, fait pénétrer la pointe dans la chambre postérieure, perce la membrane cristalline, dégage ensuite la pointe du cératotome de l'ouverture pupillaire, et la poussant dans la direction qu'elle avait suivie d'abord, il traverse de nouveau la cornée transparente de dedans en dehors, et au point diamé-

---

de Londres, que sur dix-neuf malades qu'il avait opérés il n'y en eut pas un qui eût éprouvé une inflammation considérable.

tralement opposé à celui où l'incision a été commencée : enfin il achève cette section en continuant d'enfoncer l'instrument sans incliner le tranchant, mais en portant le manche en dehors afin d'éviter de blesser le nez. Si l'on éprouve de la difficulté à achever la section de la cornée, l'indicateur gauche, placé au côté externe de la sclérotique, fixera l'œil et fournira un point d'appui convenable à l'instrument. Si l'opération est exécutée avec promptitude et dextérité, la section de la cornée se trouve achevée avant que l'humeur aqueuse ait eu le temps de s'écouler : dans le cas contraire, l'iris vient quelquefois se présenter sous le tranchant du bistouri ; il faut alors faire de légères frictions sur la cornée avec l'indicateur de la main gauche, et l'on voit aussitôt l'iris se dégager et se replacer derrière la lame de l'instrument. Après avoir achevé la section, le chirurgien ferme un instant les paupières, afin de permettre à l'iris de se dilater ; il presse en même temps, mais très-légèrement, sur le globe de l'œil, dans l'intention de faciliter la sortie du cristallin.

XLIII.

La cornée et la capsule cristalline sont les seules parties intéressées dans le procédé que je viens de décrire. [1] La plaie de la cornée doit présenter une ligne demi-circulaire, dont la convexité regarde en bas et en dehors. Cette direction oblique, que Wenzel conseille de donner à l'incision, expose moins à blesser la caroncule lacrymale et le côté du nez ; elle présente en outre les deux avantages suivans : 1.° l'humeur aqueuse s'écoule moins promptement pendant l'opération ; 2.° le lambeau de la cornée se trouve exactement appliqué contre la lèvre externe de la plaie par la paupière supérieure, et le malade se trouve bien moins exposé au staphylôme que quand on a pratiqué la section transversale. Cependant, lorsque l'œil est enfoncé et que la base de l'orbite fait une saillie considérable, la section oblique devient impraticable ; il vaut mieux alors enfoncer le cératotome suivant la direction du diamètre transversal

---

1 Il en est de même de tous les procédés qui appartiennent à la méthode d'extraction ; ils ne diffèrent que par la manière d'inciser, et par les instrumens propres à cette incision : ils constituent donc une seule méthode.

de la cornée. D'un autre côté, lorsque l'œil est très-mobile, la pupille fort étroite; lorsque la chambre postérieure est plus profonde, ou la capsule cristalline plus épaisse que dans l'état naturel, il devient extrémement difficile d'inciser cette membrane en même temps qu'on fait la section de la cornée. Cette manœuvre, dont le principal avantage est de faire briller l'opérateur, dans lequel elle suppose en effet une grande dextérité, expose toujours à blesser l'iris. On doit donc, au moins dans les cas que je viens de supposer, préférer l'opération en deux temps, c'est-à-dire, qu'après avoir incisé la cornée on relèvera le segment, soit avec une petite pince, soit avec une curette, et l'on conduira ensuite à travers la pupille la pointe même du cératotome, ou une aiguille droite à abaissement, ou mieux encore le cystitome de LAFAYE [1], afin d'ouvrir la capsule du cristallin.

Une dernière observation sur le procédé de WENZEL est relative au cératotome. J'ai remarqué, avec beaucoup de praticiens, que la lame de cet instrument était un peu

---

[1] Voyez la figure de cet instrument, pl. 21, t. 6 in-12, des Mém. de l'acad. de chirurg.

trop étroite, et qu'en lui donnant une ligne de largeur de plus vers la base, la section de la cornée deviendrait plus facile, et s'exécuterait par le seul mouvement horizontal de l'instrument, sans qu'on fût obligé de presser de haut en bas. Cette remarque devient de plus en plus frappante, si, comme je l'ai fait plusieurs fois, on s'exerce en même temps à pratiquer l'opération avec les trois instrumens de LAFAYE, de WENZEL et de BERENGER. [1]

XLIV.

Il est certaines circonstances qui peuvent rendre l'opération de l'extraction plus difficile, et exiger quelques modifications dans la manière de l'exécuter ; je vais les parcourir rapidement, comme je l'ai déjà fait à l'égard du procédé de SCARPA.

Lorsque le cristallin laisse après lui ces

---

[1] L'instrument de WENZEL est plus large que celui de LAFAYE, et moins que celui de BERENGER. Voici la description de ce dernier : sa lame a dix-huit lignes de long ; elle est droite ; mousse le long du bord supérieur, excepté à une ligne de la pointe, tranchante dans toute la longueur de son bord inférieur ; elle a quatre lignes de largeur à six lignes de la pointe ; enfin elle est évidée sur ses deux faces. DESAULT et CHOPART préfèrent cet instrument à celui de WENZEL. Voyez *Traité des mal. chirurg. et des opérat. t. i.*

flocons opaques que nous avons nommés,
avec MAÎTRE - JAN, accompagnemens de la
cataracte, il faut en faire soigneusement
l'extraction ; car il pourrait arriver que , se
réunissant vis-à-vis la pupille , ils donnas-
sent lieu à une cataracte secondaire. On
doit donc toujours relever le segment de la
cornée après la sortie du cristallin, et examiner si l'on n'aperçoit pas quelques - uns
de ces débris devant ou derrière l'iris : s'il
s'en rencontre, on fera d'abord sur l'œil de
petites frictions , dont l'effet est ordinairement de les rassembler devant la pupille ;
après quoi il en faut faire l'extraction, soit
au moyen de la curette , soit en les saisissant avec les pinces. Si l'on ne pouvait y
parvenir, on injecterait dans l'œil quelques
gouttes d'eau distillée. Le professeur LASSUS
a employé avec succès ce dernier moyen. [1]

XLV.

Il n'est pas rare qu'il se rencontre des
obstacles à la sortie du cristallin : ils dépendent tantôt des adhérences que ce corps
a contractées avec les parties qui l'environ-
nent, ce qui a lieu ordinairement dans les

[1] Voyez Traité de la médecine opérat. t. 2.

cataractes très-anciennes; et tantôt de l'é-
troitesse de la pupille, ou de celle de la
plaie faite à la cornée. Dans le premier cas,
on facilitera la sortie du cristallin, soit au
moyen de l'aiguille à abaissement [1], soit
avec la curette, soit avec quelqu'autre instrument propre à l'ébranler et à la culbuter.
On peut aussi le saisir avec de petites pinces,
dont on enfonce la pointe dans sa substance.

Si l'ouverture pupillaire était très-étroite,
et qu'on eût employé vainement pour la
dilater le moyen dont il a été parlé plus
haut [2], il serait dangereux d'insister sur la
pression du globe de l'œil, qui ne manque-
rait pas de déterminer la sortie d'une grande
portion de l'humeur vitrée [3], ou le décollement de l'iris; il vaudrait mieux dans ce
cas, qui heureusement est extrêmement
rare, agrandir l'ouverture de l'iris avec de

---

1 L'aiguille de SCARPA pourrait être utilement employée
dans ce cas.

2 Voyez N.° 32.

3 RICHTER a remarqué que, lorsqu'une partie du corps vitré
sort pendant ou après l'opération, la plaie de la cornée, en
se rétrécissant, étranglait la portion de cette humeur qui se
trouve en dehors, et la séparait. Il conseille en conséquence
de fermer aussitôt les paupières, et de tout abandonner à la
nature. Voyez *Obser. chirurg. fasc.* 1.

petits ciseaux, comme Wenzel conseille de le pratiquer. [1]

Lorsque la lentille cristalline, parvenue dans la chambre antérieure, ne peut traverser la plaie de la cornée, c'est presque toujours par la faute du chirurgien, qui, dans le premier temps de l'opération, n'a pas donné au cératotome une direction convenable [2]; il faut alors agrandir l'incision, soit au moyen du même instrument, soit avec les ciseaux courbes de Daviel.

La difficulté d'extraire le cristallin peut encore dépendre de ce que ce corps aura été enfoncé dans l'humeur vitrée ; il faut, dans ce cas, aller le saisir, soit avec des pinces, soit avec une aiguille recourbée, ou bien encore avec un petit crochet en forme d'érigne. Si l'on avait essayé vainement d'extraire le cristallin enfoncé dans l'humeur vitrée, il faudrait suspendre l'opération ; il peut au bout de quelques heures, ou même après un ou deux jours, venir se présenter dans la chambre antérieure, d'où l'on pourra facilement le retirer. [3]

---

1 On verra plus bas que cette incision de l'iris peut s'exécuter sans inconvénient.

2 Voyez N.° 42.

3 M. Chaussier a publié, dans les Mémoires de l'académie

XLVI.

Dans la cataracte purulente, comme dans la cataracte mixte, l'ouverture de la capsule donne lieu à l'effusion de la matière renfermée dans cette membrane ; et si, comme il arrive ordinairement, le cristallin se trouve réduit à un petit volume, il sort avec la plus grande facilité.

XLVII.

La cataracte membraneuse est sans contredit celle dont l'extraction présente le plus de difficulté, surtout lorsqu'elle est secondaire. La blessure de l'iris, l'issue de l'humeur vitrée, l'irritation et l'inflammation du globe de l'œil, déterminées par le contact trop prolongé des instrumens, tels sont les accidens auxquels on est plus particulière-

---

de Dijon, un fait de cette espèce, et qui n'est pas moins intéressant sous plusieurs autres rapports : 1.° la cataracte était accompagnée de douleurs très-vives ; 2.° elle appartenait à cette variété assez rare que l'on nomme cataracte branlante ; 3.° le corps vitré, qui était dans un état de dissolution, sortit presque en totalité dès que la cornée eût été incisée ; 4.° le cristallin ne se présenta que le second jour à l'ouverture de la cornée, et fut extrait avec une érigne ; 5.° le malade fut complétement guéri au bout de huit jours. Ce fait a suggéré à M. Chaussier l'idée d'opérer l'extraction en deux temps. Voyez *Précis ou Cours d'opérat. sur la chir. des yeux, par* Pellier de Quengsy fils, *t.* 1, 7 *démonstration.*

ment exposé : voici au reste comment doit s'exécuter l'opération délicate qu'exige cette variété de la maladie.

Aprés avoir extrait le cristallin, en supposant que la cataracte soit primitive [1], il faut, comme l'a conseillé DAVIEL, cerner la membrane opaque par une section circulaire, exécutée au moyen d'une aiguille très-aiguë et très-étroite [2], et en enlever ensuite les lambeaux avec de petites pinces. On se servira de ciseaux très-déliés pour aller couper ceux qui resteraient encore adhérens.

XLVIII.

La sortie d'une portion plus ou moins considérable de l'humeur vitrée avec le cristallin, est le plus souvent déterminée par les pressions exercées sur l'œil avec trop

---

[1] Il faut toujours, dans ce cas, faire sortir le cristallin. En effet, 1.° il est très-difficile de déterminer *à priori*, si la cataracte est purement membraneuse; 2.° le cristallin, laissé derrière la pupille, pourrait devenir opaque ; 3.° sa capsule étant enlevée, il pourrait passer dans la chambre antérieure, et nécessiter encore une seconde opération.

[2] L'auteur anglais que j'ai déjà cité, WARNER, conseille, avant d'ouvrir la capsule, de la cerner vers sa circonférence par de petites piqûres très-rapprochées, de manière qu'elle puisse ensuite être enlevée en totalité en la saisissant avec des pinces. *Note communiquée par M. LOBSTEIN.*

peu de ménagement ; elle peut dépendre d'un état de dissolution de cette humeur. [1]

XLIX.

Si l'iris vient à s'engager dans les lèvres de la plaie, rien n'est plus facile que de la replacer avec la curette ; lorsqu'elle a déjà contracté des adhérences, cette réduction devient impossible, et il se forme ordinairement une petite tumeur connue sous le nom de staphylôme [2], qui tantôt disparaît par la seule pression des paupières, et tantôt résiste à cette pression, et doit alors être consumée par les caustiques, ou enlevée par la ligature ou l'incision. [3]

Quelquefois la circonférence de l'iris se détache de la choroïde au moment où le cristallin, sorti de son chaton, presse sur la partie postérieure de cette membrane ; si ce corps se présente vis-à-vis cette nouvelle ouverture, il faut faciliter son pas-

---

1 Voyez l'obs. du professeur CHAUSSIER, rapportée plus haut.

2 Les oculistes pensent qu'après l'opération le déplacement de la membrane de DEMOURS peut former une autre espèce de staphylôme.

3 JANIN et RICHTER vantent parmi les caustiques le beurre d'antimoine. WENZEL préfère à tout autre moyen l'instrument tranchant. Voyez JANIN, *Mém. et Obs. anat. physiol. et physiq. sur l'œil* ; RICHT. *Observ. chirurg. fasc. 2*, et WENZEL, *ouv. cité.*

sage, et non s'obstiner à le faire remonter vers la pupille. Au reste, ce décollement de l'iris, qui a été souvent observé, ne paraît, ainsi que la blessure de cette membrane, nuire en aucune manière au succès de l'opération, soit que l'ouverture contre nature se ferme insensiblement; soit que, persistant, elle remplace la pupille, qui s'oblitère en effet quelquefois dans cette circonstance; soit enfin que ces deux ouvertures subsistent ensemble et se conservent pendant tout le reste de la vie. [1]

L.

Lorsque l'on doit opérer un œil dont la cornée est très-petite, comme il serait à craindre que l'incision, qui dans ce cas doit embrasser à peu près les deux tiers de la circonférence de cette membrane, fût suivie de staphylôme, on a conseillé d'inciser cette membrane à sa partie supérieure, soit en se contentant de diriger en haut et en dedans le tranchant du bistouri, comme le veut WENZEL, soit en renversant en arrière la tête du malade, et en l'appuyant

---

1 Voyez ci-après, N.° 53, ce qui est dit de la manière d'établir une pupille artificielle.

sur ses genoux, comme le pratiquent quelques oculistes. [1]

Le même procédé a été conseillé dans le cas où la cataracte se trouverait compliquée d'une taie située à la partie inférieure de la cornée [2], et pour celui où l'iris aurait contracté antérieurement des adhérences avec le bas de la cornée. [3]

Des soins à donner au malade après l'opération.

LI.

La première attention du chirurgien doit être de garantir l'œil opéré du contact de la lumière ; c'est en géneral une très-mauvaise pratique que celle de le laisser quelques instans découvert pour faire jouir le malade

---

1 On voit qu'alors l'opération se fait avec la main droite sur l'œil droit, et réciproquement.

2 Le fait suivant peut faire douter de la nécessité d'inciser dans ce cas à la partie supérieure de la cornée. Un soldat avait reçu une contusion à l'œil gauche : le cristallin passá dans la chambre antérieure ; il occasiona douleurs, ophtalmie opiniâtre et taie au bas de la cornée. Je fis l'extraction en incisant la demi-circonférence inférieure de cette membrane ; la douleur, l'inflammation et la tache, se dissipèrent après cette opération.

3 Ce cas s'est présenté à M. AUDIBERTI, connu parmi nous par la traduction des Maladies vénériennes de HUNTER, et il en a fait part au professeur BOYER. (Ext. des notes prises aux leçons du professeur BOYER.)

du plaisir de revoir les personnes qui lui sont chères : outre le danger de l'irritation de la rétine, qui n'est plus accoutumée à l'impression de la lumière, l'humeur vitrée peut s'écouler par l'effet du mouvement que les muscles ne manquent pas d'imprimer au globe de l'œil. WENZEL parle d'une femme qui, voulant voir son mari après l'opération, perdit les trois quarts de l'humeur vitrée par l'effet des mouvemens que dans les transports de sa joie elle ne fut pas maîtresse de modérer.

Aussitôt après l'opération le malade devra donc être couché dans un endroit obscur. On se contentera de recouvrir les yeux avec un linge fin, qu'on renouvellera de temps en temps : on les lavera tous les jours avec l'eau fraîche, et on prescrira le plus parfait repos.

Si l'on a opéré par extraction, et qu'on ait pratiqué la section tranversale, il peut arriver que le bord de la paupière infé- rieure, soulevant le segment de la cornée, s'oppose à la cicatrice de la plaie, cause de la douleur et dispose au staphylôme. On préviendra ces inconvéniens en recom- mandant au malade de tenir les paupières exactement fermées : on pourrait aussi abaisser la paupière inférieure avec un emplâtre agglutinatif, comme j'ai appris que le pratique M. FORLENS, oculiste de Paris.

Pendant les premiers jours qui suivent l'opération, le régime doit être celui des maladies aiguës ; lorsqu'il ne survient pas d'accident, on ne tarde pas à permettre au malade quelques légers alimens, et à lui rendre peu à peu la lumière. Si l'opération a été pratiquée par extraction, la plaie de la cornée se cicatrisera promptement ; l'humeur aqueuse se régénèrera ; le larmoiement et la tuméfaction des paupières disparaîtront, et le malade ne tardera pas à jouir des bienfaits de l'opération. [1]

LII.

Les suites de l'opération ne sont pas toujours aussi heureuses. Il n'est pas rare que la cure soit traversée par des accidens plus

---

[1] Après l'opération le malade est presque toujours affecté de presbytie ; on doit corriger ce vice de la vision par l'usage des verres convexes.

Il arrive quelquefois que le malade ne voit point après l'opération, quoiqu'elle ait été faite dans des circonstances très-favorables, au moins en apparence ; qu'elle n'ait été ni longue, ni laborieuse, ni suivie de douleur ou d'inflammation.

ou moins graves : tantôt ce sont des douleurs, des vomissemens et d'autres accidens nerveux, que l'on combat par l'administration des remèdes qui leur sont appropriés ; souvent ce sont des inflammations plus ou moins vives, qui, lorsqu'elles sont portées à leur plus haut degré, peuvent déterminer la fonte suppuratoire de tout le globe de l'œil, et exposer même les jours du malade. Cette complication doit être traitée comme toutes les maladies inflammatoires : on saignera le malade du pied ; on prescrira la diète la plus sévère, les boissons rafraîchissantes, etc. Si cette inflammation dégénérait en affection chronique, il faudrait recourir aux topiques résolutifs, aux purgatifs et aux différens exutoires, particulièrement au vésicatoire et au séton à la nuque.

LIII.

J'ai déjà eu occasion de faire remarquer que l'inflammation pouvait déterminer la formation d'une cataracte secondaire ; elle peut encore être suivie de l'oblitération de la pupille [1], accident particulier qui exige

---

[1] L'oblitération de la pupille peut être déterminée par l'opération de la cataracte, sans qu'il y ait eu inflammation :

des secours chirurgicaux très - analogues à
l'opération de la cataracte, et qui ont subi
par cette raison les mêmes variations que
cette opération elle - même. Avant DAVIEL,
CHESELDEN [1], voulant perforer la membrane
pupillaire, porta une aiguille à abaissement
dans la chambre postérieure du globe de
l'œil, à travers la sclérotique et la choroïde.
Depuis que les succès que DAVIEL obtint
de la méthode d'extraction sont connus,
on propose de perforer l'iris en traversant
cette membrane d'avant en arrière, après
avoir incisé la cornée. WENZEL, qui sim-
plifie le manuel opératoire de l'opération de
la cataracte, se sert aussi de son cératotome
pour inciser l'iris ; mais pour prévenir le
recollement des lèvres de la plaie, il en-
lève avec de petits ciseaux courbes le lambeau qui résulte de cette première incision. [2]
Enfin SCARPA, toujours effrayé des acci-

---

royez SCARPA, *tom. II.* Elle peut aussi être la suite d'une in-
flammation déterminée par toute autre cause que l'opération.
Voyez JANIN, *Mém. et Obs. anat. physiol. et phys. sur l'œil;
Mém. sur l'imperforation de l'iris.*

1 Voyez son éloge par MORAND, dans l'Hist. de l'ac. de chir.
tom. VII, in-12.

2 JANIN, dans le Mémoire qui vient d'être cité, a remarqué, 1.° que l'incision transversale de l'iris s'oblitérait plus
facilement que celle qui est faite dans une direction opposée;

dens qu'il croit pouvoir résulter de la section de la cornée, revient à la méthode ancienne; mais instruit, par sa propre expérience et par celle d'un grand nombre de praticiens, de la facilité avec laquelle s'opère le décollement de l'iris, il propose de substituer ce décollement à l'incision : son aiguille recourbée lui paraît très-propre à exécuter ce procédé. [1]

Si l'on demande maintenant quel est celui de ces deux procédés qui mérite d'être préféré, je dirai que la réponse à cette question doit se trouver implicitement renfermée dans la discussion qui va faire la matière de notre quatrième et dernière section.

2.° que, faite à la partie externe de la pupille, elle occasionait ordinairement le strabisme.

1 Il y a trois circonstances dans lesquelles la perforation de l'iris peut devenir nécessaire : 1.° celle de l'oblitération de la pupille; 2.° celle où la membrane de Vachendorf s'est conservée après la naissance, c'est le cas de l'aveugle-né de CHESELDEN. Tout le monde connaît le succès qu'obtint le chirurgien anglais; et ce fait est devenu célèbre dans les fastes de la philosophie, autant que dans ceux de la médecine opératoire. Le troisième cas, enfin, est celui où la cornée est devenue opaque vis-à-vis la pupille, mais conserve sa transparence dans quelques points. On peut voir dans le Recueil périodique de la société de médecine de Paris, tom. VIII, un fait de cette espèce bien intéressant, et par l'étendue du désordre organique, et par le succès qui couronna l'opération pratiquée par DEMOURS, et dont le professeur SABATIER a ren-

IV. SECTION.

Parallèle entre le procédé de WENZEL et celui de SCARPA.

LIV.

J'ai dit, en commençant cette dissertation, que plusieurs auteurs recommandables, postérieurs à DAVIEL, avaient pensé que la méthode d'abaissement était dans plusieurs circonstances préférable à l'extraction. Je ne connais que SCARPA qui, dans ces derniers temps, ait voulu proscrire entièrement cette dernière méthode. En recueillant sommairement ce que les premiers ont écrit en faveur de l'abaissement, et en y joignant les raisons alléguées depuis par le professeur de Pavie, j'aurai rassemblé sans doute les argumens les plus forts qu'on puisse apporter pour défendre cette doctrine; et si je ne partage pas l'opinion de cet homme célèbre, dont je respecte d'ailleurs l'autorité, on ne m'accusera pas du moins d'avoir cherché à déguiser ou à affaiblir les raisons qui militent en sa faveur.

---

du depuis le compte le plus favorable à l'institut national de France.

Ces raisons peuvent se réduire aux suivantes : 1.º l'abaissement est une opération beaucoup plus facile que l'extraction ;

2.º Cette opération entraîne à sa suite moins d'accidens ;

3.º Elle réussit plus souvent que l'extraction, et n'expose pas plus à la récidive de la maladie.

Puisque je me propose, dans la discussion des trois points que je viens d'énoncer, de mettre en opposition les procédés de WENZEL et de SCARPA, je crois devoir établir d'abord un fait qui me paraît incontestable et très-propre à répandre le plus grand jour sur mon sujet : c'est que, dans le plus grand nombre des cas, c'est-à-dire, lorsque la cataracte est simple et consiste uniquement dans l'opacité du cristallin, le procédé de SCARPA diffère très-peu, relativement à son but, de celui qui était généralement suivi avant DAVIEL [1]. Cette vérité une fois reconnue, il est évident que le parallèle que je me propose de tracer, deviendra en quelque sorte celui des deux méthodes, et re-

---

1 J'en pourrais dire autant de celui de WENZEL, relativement aux autres procédés qui appartiennent à la méthode d'extraction.

posera sur un plus grand nombre d'observations.

Le procédé de Scarpa *, considéré relativement au but qu'on se propose dans
l'opération, diffère très-peu des autres
procédés qui appartiennent à la méthode d'abaissement.*

LV.

Quoique l'aiguille proposée par Scarpa
ne puisse point être regardée comme une
invention nouvelle [1], on ne peut contester
à cet habile praticien le mérite d'en avoir
beaucoup mieux apprécié les avantages qu'on
ne l'avait fait avant lui, et surtout d'en
avoir étendu l'usage ; les expériences que
j'ai tentées avec cet instrument sur un
grand nombre de cadavres, m'ont convaincu
qu'il était préférable à l'aiguille figurée en
fer de lance, soit pour saisir le cristallin
et l'enfoncer dans le corps vitré, soit lorsqu'il s'agit de diriger la pointe de cette
aiguille vers l'ouverture de l'iris. Examinons maintenant quel but Scarpa s'est proposé de remplir avec son instrument.

____

1 Consulter sur ce point l'ouvrage de Scarpa lui-même.

LVI.

« Le mot de *dépression*, dit Scarpa [1],
« a une signification plus étendue que celle
« qu'on lui donne communément ; il ren-
« ferme et indique deux mouvemens que
« le chirurgien fait avec l'aiguille : l'un est
« l'abaissement du cristallin opaque , et
» l'autre, son enfoncement d'avant en ar-
« rière dans le corps vitré et hors de l'axe
« visuel. »

LVII.

Si on lit avec attention les auteurs qui
ont écrit sur l'abaissement , on verra que,
quoique la plupart de ces auteurs aient
pensé que cette opération ne consistait qu'à
placer le corps opaque au bas de la chambre postérieure, entre l'iris et le corps vitré,
ils se conduisaient néanmoins de manière
à l'enfoncer dans cette humeur. En effet,
les uns veulent qu'au moment où l'on exécute l'abaissement, on recommande au malade de faire mouvoir l'œil vers le ciel [2];
ce qui, suivant la remarque de Scarpa lui-
même, doit forcer le cristallin à s'enfoncer

---

1 Voyez tom. II, page 73.
2 Voyez Paré, liv. 17, chap. 22 , éd. de Paris, 1588.

dans l'humeur vitrée : d'autres prescrivent d'appuyer un peu vers le centre du globe de l'œil en même temps qu'on presse de haut en bas [1]. Plusieurs ont donné positivement le précepte d'ouvrir la capsule cristalline à sa partie postérieure et inférieure. [2] Tous, depuis GALIEN jusqu'aux auteurs les plus modernes, enseignent que lorsque le cristallin remonte vis-à-vis la pupille, après avoir été déprimé, il faut l'abaisser de nouveau, et le presser avec une certaine force, afin de le fixer dans le lieu où il aura été placé. Que l'on réfléchisse maintenant sur le peu d'espace que présente la chambre postérieure, et sur l'extrême délicatesse de la membrane hyaloïde, on verra qu'il est presque impossible que le cristallin, pressé par l'aiguille, ne pénètre pas dans la substance du corps vitré. On sait d'ailleurs qu'il était assez rare que le cristallin passât après l'opération dans la chambre antérieure : or il semble que cet accident eût dû être

---

[1] Voyez MAÎTRE-JAN, ouvrage cité, chap. 22.

[2] FERREIN, Mém. de l'acad. des sciences de Montpellier, 1707 ; PETIT, acad. des sciences, 1722 ; LAFAYE, notes sur DIANIS, démonstration 6.ᵉ : consultez aussi l'ouvrage du professeur SABATIER, tom. III.

beaucoup plus fréquent. si le cristallin . déprimé se fût toujours trouvé placé derrière l'iris. Enfin l'examen anatomique des yeux a fait voir , dans un très - grand nombre de cas, que le cristallin avait été enfoncé dans l'humeur vitrée. [1]

LVIII.

Le second point de l'opération, sur lequel Scarpa a beaucoup insisté, est la rupture de la capsule dans sa partie antérieure, afin de prévenir l'espèce de cataracte secondaire dépendante de l'opacité de cette membrane. Nous verrons plus bas jusqu'à quel point, en suivant ce précepte, on peut prévenir cette seconde maladie. Contentons-nous de remarquer ici, 1.° que cet accident est beaucoup plus rare que ne l'a prétendu le professeur de Pavie; 2.° que l'opération, telle qu'on la pratiquait avant lui, devait, dans le plus grand nombre de cas, détermi-

---

1 Ces observations ont été faites par Maître-Jan, Morgagni, Daviel, Hoïn, Pott, Richter, Wenzel, etc. Quelques praticiens modernes ont remarqué que, lorsqu'ils faisaient l'extraction du cristallin sur des sujets qui avaient auparavant été opérés par abaissement, l'humeur vitrée s'écoulait avec la plus grande facilité. N'est-ce pas encore une nouvelle preuve que la capsule hyaloïde avait été déchirée dans la première opération ?

ñer cette même rupture. Il est difficile en effet de concevoir qu'une membrane aussi délicate résiste lorsque le cristallin, pressé par l'aiguille, fait effort pour la déchirer, à moins cependant que la capsule toute entière ne se détache du corps vitré, comme Richter dit l'avoir observé plusieurs fois.[1]

LIX.

Enfin, lorsque la cataracte est membraneuse ou mixte, ou lorsque le cristallin, devenu friable, se divise par parcelles, Scarpa recommande de pousser avec la pointe de l'aiguille, de la chambre postérieure dans l'antérieure, toutes les parties opaques qu'on peut apercevoir, soit qu'elles soient solides, soit qu'elles soient membraneuses ou muqueuses : il est vrai que Pott avait déjà donné le même conseil avant Scarpa ; mais l'auteur anglais ne l'avait point autant généralisé[2], il n'avait pas surtout

---

1 Voyez le passage de Richter déjà cité, N.º XII, note.

2 Pott dit : « Dans quelques cas, où j'ai eu l'occasion favorable, j'ai poussé la partie dure (du cristallin), à travers la pupille, dans la chambre antérieure, où elle s'est toujours dissoute par degrés et parfaitement, et a disparu, enfin, sans produire ni peine, ni douleur, pendant que cette dissolution s'accomplissait. » *Oeuvres chir. t. II, remarq. sur la catar.* »

imaginé d'instrument propre à faciliter cette partie de l'opération.

Il résulte de tout ceci que, si le procédé de SCARPA diffère très-peu, relativement au but de l'opération, de ceux qui avaient été mis en usage avant lui, ce praticien a cependant le mérite d'avoir perfectionné la méthode d'abaissement, en rendant son exécution et plus sûre et plus facile.

Le procédé de S CAR PA est-il d'une exécution plus facile que celui de WENZEL ? [1]

LX.

Le procédé opératoire le plus facile pour tel ou tel praticien en particulier, sera toujours celui auquel il se sera le plus exercé. Il ne s'agit donc pas ici d'écouter les témoignages de SCARPA ou de WENZEL sur les avantages que chacun d'eux trouve sous ce point de vue dans la méthode qu'il préconise ; nous ne devons pas même tenir compte de la promptitude ou de la dextérité avec laquelle l'un ou l'autre peut exécuter

---

1 Je n'entends pas parler ici de l'opération de WENZEL telle qu'il conseille de la pratiquer, c'est-à-dire, en incisant d'un seul coup la cornée et la capsule du cristallin. J'ai dit, N.º 43, comment ce procédé pouvait être modifié, et rendu plus facile dans son exécution.

son opération : la question est de savoir quel est celui des deux procédés avec lequel on pourra le plus promptement se rendre familier. Or rien n'est plus simple que de s'accoutumer à pratiquer l'extraction, en opérant sur le cadavre ou sur des animaux vivans. Il n'en est pas ainsi de l'abaissement. Les yeux sur lesquels nous nous exerçons étant le plus ordinairement dans l'état naturel, on peut sans doute faire exécuter à la pointe de l'aiguille, parvenue vis-à-vis la pupille, les mouvemens nécessaires pour déprimer le cristallin ; mais on n'a point, après l'opération, de certitude de l'avoir en effet enfoncé profondément dans le corps vitré.

LXI.

Combien de fois n'est-il pas arrivé, lorsqu'on pratiquait encore généralement la dépression, que l'effusion de quelques gouttes de sang dans les cavités de l'œil, dérobant aux yeux de l'opérateur et la cataracte et la pointe de l'instrument, a forcé de suspendre l'opération ? [1] Dira-t-on que le procédé de Scarpa n'expose pas autant à

---

1 Ce cas s'est présenté à Daviel, et ce praticien fut forcé de suspendre son opération. *V. Mém. cité.*

cet accident ? Mais une semblable assertion serait purement gratuite ; elle est d'ailleurs démentie par les expériences que j'ai faites sur les animaux vivans. [1]

Le cristallin peut, à raison de sa dureté, se dérober à la pointe de l'instrument, et ne point se laisser enfoncer dans l'humeur vitrée : il peut, lors même qu'il a été déplacé convenablement, et quel que soit d'ailleurs son degré de consistance, remonter derrière la pupille, en faisant le même trajet que lui avait fait parcourir l'instrument. Ces difficultés se rencontreront rarement, j'en conviens, dans le procédé de Scarpa; mais elles ne peuvent jamais avoir lieu lorsqu'on pratique l'extraction. On pourra répondre, avec Scarpa, que, « si la dépression ne « réussit pas, on peut, sans courir aucun « risque, répéter deux ou trois fois la même « opération sur le même œil; ce qui ne « peut avoir lieu toutes les fois que l'ex- « traction n'a pas eu le succès désiré. » [2] Mais outre qu'il n'est pas encore question

----

[1] On ne peut douter que le même accident ne puisse avoir lieu dans le cas de cataracte purulente. On pourrait en donner pour preuves les Observ. 54 et 58 de Scarpa.

[2] Voyez Scarpa, tom. II.

ici de comparer les accidens qui peuvent être la suite de l'une ou l'autre opération, j'observerai qu'il importe moins de savoir quel est celui de ces deux procédés qu'on peut répéter sans inconvénient, que de connaître celui qui dispense le plus souvent de cette multiplicité d'opérations : or il est évident qu'à cet égard le procédé de Wenzel l'emporte sur celui de Scarpa.

LXII.

Poursuivons ce parallèle, et nous verrons que, dans les cas moins simples que ceux que nous venons d'exposer, le procédé de Wenzel conserve encore une supériorité marquée. Scarpa conseille, lorsque la cataracte est membraneuse, de déchirer la cristalloïde et d'en porter les débris à travers la pupille à mesure qu'ils ont été détachés; il applique le même précepte au cas où les flocons muqueux connus sous le nom d'*accompagnemens*, se présentent derrière la pupille après l'abaissement du cristallin. Or, combien n'est-il pas plus facile d'enlever, après l'incision de la cornée, ces diverses parties, en employant les pinces, la curette, les petits ciseaux, et les divers autres instrumens dont se servent ceux qui ont coutume de pratiquer l'extraction ? Si le cristallin, de consistance molle et friable, se brise dans les tentatives qu'on fait pour l'abaisser, Scarpa conseille également de diviser les fragmens en petites parcelles, et de les pousser ensuite dans la chambre antérieure. Mais combien ces différentes manœuvres ne doivent-elles pas être encore et plus longues et plus fatigantes pour le malade, que la simple extraction ?

Dans les cas où le cristallin a contracté des adhérences avec les parties environnantes, il est difficile de concevoir que ces adhérences puissent être assez solides pour résister à l'aiguille de Scarpa dirigée convenablement ; mais il n'est pas moins certain qu'il sera plus facile encore de les détacher en y portant, à la faveur d'une plaie faite à la cornée, les instrumens dont il vient d'être fait mention, les crochets de diverses formes, ou encore l'aiguille de Scarpa. Enfin il n'est pas impossible, même en employant le procédé de ce praticien, que le cristallin passe tout entier dans la chambre antérieure, au moment où l'on tente l'abaissement ; et l'opération de l'extraction devient alors d'une indispensable nécessité.

Je crois pouvoir conclure de ce qui précède, que, sous le rapport de la facilité de l'exécution, l'avantage appartient incontestablement à la méthode de l'extraction. Je ne crains point d'avancer, au risque d'être accusé d'exagération, que l'opération de WENZEL doit être regardée comme l'un des procédés les plus faciles et les plus simples de la médecine opératoire, pourvu qu'il soit exécuté avec des instrumens bien fabriqués.

Le procédé de SCARPA expose-t-il à moins d'accidens que celui de WENZEL?

LXIII.

Pour résoudre cette question, examinons, en parcourant successivement les accidens qu'on reproche à l'extraction, si ces accidens sont en effet particuliers à cette méthode ; et voyons si ceux qu'on peut imputer à l'abaissement ne l'emportent pas par leur gravité.

Il est constaté par l'observation, que l'opération de la cataracte, de quelque manière qu'elle soit faite, peut déterminer des vomissemens, des douleurs, et surtout des inflammations plus ou moins intenses [1] : or,

---

[1] J'entends ici par douleurs celles qui suivent l'opération;

les partisans de l'abaissement prétendent que ces accidens sont plus graves et se rencontrent plus ordinairement après l'extraction. Mais cette assertion a-t-elle été établie sur des expériences comparatives ? A-t-on démontré que ces accidens étaient plus fréquens depuis 1752, époque à laquelle Daviel proposa et fit adopter sa méthode, qu'ils ne l'étaient auparavant ? Je vois au contraire que presque tous les malades que l'on opérait autrefois par la méthode d'abaissement, éprouvaient des accidens très-graves, et que l'opération était regardée comme tellement dangereuse que la plupart des chirurgiens méthodiques avaient renoncé à la pratiquer ; et que, suivant la remarque de M. Sabatier, elle était abandonnée à des hommes qui en faisaient presque leur unique occupation, et qui parcouraient les provinces. [1] J'ai vu pratiquer, un assez

___

quant à la douleur que le malade éprouve pendant l'opération, elle varie suivant les individus, comme il résulte des expériences comparatives faites par Monand et Lafaye. Ces deux praticiens opérèrent sur les mêmes individus, en pratiquant l'extraction sur l'un des yeux, et l'abaissement sur l'œil opposé. Voyez *Mém. de l'ac. de chir. tom. VI, in-12.*

[1] Voyez l'ouvrage cité, tom. III. L'empressement avec lequel les praticiens adoptèrent la méthode de Daviel, atteste assez qu'ils avaient reconnu de grands inconvéniens dans la méthode d'abaissement.

grand nombre de fois , l'opération de l'extraction , et avec des succès bien différens ; mais je puis assurer que je n'ai vu que très-rarement l'inflammation compliquer la maladie , et que je n'ai vu qu'une fois le malade être pris de vomissement.

On sait que la cataracte membraneuse secondaire succède presque toujours à une inflammation violente du globe de l'œil : or , cette espèce de cataracte assez fréquente, même au témoignage de SCARPA [1], après l'opération de l'abaissement, ne paraît pas avoir encore été observée après l'extraction du cristallin. [2]

LXIV.

Je n'ignore pas que STOLL , BELL , SCARPA, affirment positivement que la douleur et l'inflammation sont plus à redouter après l'extraction qu'après l'abaissement. Mais sur quoi font-ils reposer cette assertion? Sur des faits énoncés vaguement ou d'une manière trop générale. BELL ne rapporte

---

1 Voyez l'ouvrage cité, tom. II.

2 Cette proposition est énoncée dans un discours sur le perfectionnement de la médecine opératoire pendant le dix-huitième siècle , prononcé à la rentrée de l'école de Paris , le 24 Vendémiaire an X.

aucune observation particulière. [1] Parmi celles insérées dans l'ouvrage de SCARPA, au
chapitre de la cataracte, et qui sont au
nombre de six, on voit que deux malades
opérés suivant sa méthode, n'ont pas été à
l'abri des accidens qu'il reproche à l'extraction ; et si l'on jette les yeux sur les observations comprises dans le chapitre du même
ouvrage qui traite de la pupille artificielle,
on trouve que de quatre malades qui éprou-
vèrent, après l'opération, des inflammations
extrêmement graves, trois avaient été opérés
par la méthode d'abaissement. STOLL se
contente de dire qu'il préférait l'abaissement
à l'extraction, lorsque le malade était tour-
menté par des douleurs arthritiques ou rhumatismales, des céphalées, des migraines,
etc. ; lorsqu'il était sujet aux fluxions des
yeux, aux pustules du visage, aux érysipèles,
etc. : mais il me semble que cet auteur aurait
dû nous apprendre combien d'individus placés dans ces circonstances défavorables, ont
été opérés avec succès par l'abaissement. [2]

Pour décider la question qui nous occupe,
il faudrait comparer un certain nombre de

---

1 Voyez Cours complet de chirurg. tom. III.
2 Voyez STOLL, Rat. med. pars III, Sparsa quædam varia.

malades opérés suivant la méthode d'abaissement, avec un nombre égal de malades opérés par l'extraction, en ayant grand soin de tenir compte des diverses circonstances qui peuvent accompagner la cataracte; car je suis persuadé, avec Stoll et Richter, que, dans le plus grand nombre des cas, les accidens nerveux, inflammatoires, appartiennent moins au procédé qui a été mis en usage qu'aux dispositions particulières de l'individu opéré, aux circonstances dans lesquelles il se trouve placé, et sans doute aussi aux difficultés plus ou moins grandes qu'a présentées l'opération.

S'il était permis d'avoir recours au raisonnement, je dirais que l'extraction, n'exigeant qu'une plaie simple, faite à la cornée par un instrument très-tranchant, doit être une opération moins grave que la dépression, dans laquelle il faut non-seulement percer la sclérotique, la choroïde et la rétine, mais qui expose encore à blesser les nerfs et les procès ciliaires [1]; qui peut donner

1 L'opération de l'abaissement a quelquefois été suivie d'accidens mortels; j'en trouve un exemple dans le Mémoire de Hoïn; Mém. de l'acad. de chir. tom. VI. Sömmering, dans son ouvrage sur la structure du corps humain, en cite

lieu aux épanchemens de sang dans l'intérieur du globe, exciter par là de la douleur et de l'inflammation. Enfin ces accidens peuvent encore être déterminés par la pression qu'exercera le cristallin déplacé, soit sur la rétine, soit même sur la choroïde. [1]

On ne peut reprocher à la méthode de l'extraction l'étendue de l'incision; car dans l'état naturel la cornée est presque insensible, et l'on sait d'ailleurs que les plaies de cette membrane se guérissent avec la plus grande facilité. J'ai vu plusieurs fois celle qui résulte de l'opération de la cataracte, être parfaitement cicatrisée le troisième jour. STOLL dit avoir vu l'humeur aqueuse entièrement réparée une demi-heure après l'opération [2], ce qui suppose que déjà les lèvres de la plaie avaient contracté de faibles adhérences : quant à la cicatrice qui subsiste après la guérison, il est faux qu'elle puisse, comme on l'a pré-

---

un autre exemple ; il attribue les accidens à la blessure de la rétine. Voyez *son ouvrage, tom. V. Note communiquée par M.* LOBSTEIN.

1 On a trouvé la rétine et la choroïde contuses et déchirées par le cristallin qui, sans doute, avait été enfoncé avec trop de violence. Voyez *Mém.* de DAVIEL.

2 Voyez STOLL, Rat. med. pars III, Sparsa quæd. varia.

tendu , occasioner de la difformité , et em-
pêcher les rayons lumineux de pénétrer
jusqu'à la pupille.

LXV.

La sortie de l'humeur vitrée , pendant
l'opération de l'extraction , fournit un argu-
ment bien faible contre cette méthode , puis-
qu'il est démontré par un très-grand nombre
de faits , que cet accident n'empêche
point le succès de l'opération , et qu'on est
allé même jusqu'à penser qu'il devait plutôt
être regardé comme une circonstance favorable et propre à prévenir l'inflammation. [1]
Au reste la sortie d'une portion du corps
vitré dépend le plus souvent des pressions
exercées avec trop peu de ménagement sur
le globe de l'œil : or je ne pense pas qu'on
puisse mettre sur le compte du procédé les
fautes de celui qui l'exécute.

LXVI.

On oppose encore aux partisans de l'ex-

---

1 Voyez l'ouvrage cité de Wenzel ; Richter, Obs. chirurg.
fasc. 1 ; Stoll, Ratio med. pars III , Sparsa quædam varia ;
enfin, l'observation du prof. Chaussier, citée N.º 45. J'ai
vu moi-même l'opération être couronnée du plus entier succès ,
quoiqu'il se fût échappé, pendant qu'on la pratiquait, une
grande partie de l'humeur vitrée.

traction , que cette méthode expose singulièrement au danger de blesser l'iris. Ce
reproche est surtout applicable au procédé
de Wenzel, lorsqu'on suit fidèlement la
description qu'il en donne, c'est-à-dire,
lorsqu'on perce d'un seul coup la cornée
et la capsule du cristallin; mais il est beaucoup plus rare lorsqu'on exécute cette opération en deux temps. Il n'est pas vrai
d'ailleurs que le procédé de Scarpa mette
à l'abri de cet accident.

Enfin il est bien reconnu aujourd'hui que
les blessures de l'iris n'entraînent point après
elles d'accidens graves, et qu'elles n'altè-
rent point l'intégrité de la vision, lors même
qu'elles laissent subsister une seconde pupille, ou qu'elles changent la forme et les
dimensions de la pupille naturelle. Cette
dernière remarque s'applique également au
décollement de l'iris. Quant à la distension
de cette membrane, produite par la pression
du cristallin, lorsqu'il est forcé de traverser
une pupille très-étroite, il paraît qu'elle
peut avoir des suites plus fâcheuses ; mais
il est toujours au pouvoir du chirurgien qui
pratique l'extraction, d'éviter ces accidens,
soit en employant avant l'opération les

moyens propres à déterminer la dilatation de la pupille , soit en agrandissant cette ouverture par une incision.

Nous avons vu précédemment que le staphylôme était quelquefois la suite de l'extraction de la cataracte. Cet accident fournit contre cette opération une objection assez sérieuse pour mériter d'être discutée. 1.º Le staphylôme n'a presque jamais lieu si l'on donne à l'incision de la cornée la direction oblique que conseille WENZEL. 2.º Lorsqu'on a pratiqué la section transversale, on peut prévenir le staphylôme , soit en donnant au malade une position exactement horizontale, et en lui recommandant de tenir la paupière supérieure abaissée, soit en abaissant l'inférieure au moyen d'un emplâtre agglutinatif. 3.º Lorsque l'iris s'engage entre les lèvres de la plaie , il faut avec la curette la repousser dans la chambre antérieure. 4.º Enfin nous avons dit plus haut que le staphylôme ne devait point être regardé comme un accident grave, et nous en avons indiqué en même temps les moyens curatifs.

Le procédé de Scarpa réussit-il plus souvent que celui de Wenzel, et expose-t-il moins au retour de la cécité?

LXVII.

Tout le monde a connu les succès nombreux que Wenzel, père, avait obtenus en exécutant son procédé; Scarpa paraît aussi avoir réussi un grand nombre de fois en pratiquant l'opération de la dépression. Rien ne serait plus aisé que de prononcer entre ces deux habiles praticiens, ou plutôt entre leurs procédés, si, au lieu de se borner à faire connaître leurs succès, ils nous eussent fourni une énumération exacte de tous les malades qu'ils avaient opérés, en ayant soin d'indiquer quelles ont été les suites heureuses ou fâcheuses de chaque opération. Il est évident que, pour répondre à la question qui vient d'être faite, nous n'aurions presque plus besoin que d'une simple opération arithmétique. [1] Cherchons du moins si nous

---

[1] Il en serait de même de beaucoup d'autres questions de médecine et de chirurgie pratiques, si les grands praticiens s'imposaient le devoir de publier l'état fidèle de tous les malades qu'ils ont traités, des méthodes de traitement suivies, et des résultats de ce traitement, en ayant soin de noter les principales circonstances de la maladie : un semblable tra-

ne trouverons point, dans les ouvrages publiés avant ceux de WENZEL et de SCARPA, la solution de ce problème intéressant ; car, bien qu'il soit vrai de dire que les deux procédés dont ils sont les inventeurs, soient chacun, dans la méthode à laquelle ils se rapportent, les plus parfaits de tous ceux que nous connaissons, cependant ils ne diffèrent point assez de tous les autres pour qu'on ne puisse pas leur appliquer à beaucoup d'égards tous les faits qui se rapportent à ces méthodes en général.

LXVIII.

Nous avons déjà fait remarquer que la plupart des chirurgiens méthodiques, peu satisfaits des résultats de l'opération par abaissement, avaient renoncé à la pratiquer. HOVIUS et RAW s'étaient élevés contre elle, et la regardaient comme l'une des plus incertaines de la chirurgie ; HEISTER ne la jugeait pas plus favorablement. « Parmi les « malades qui avaient été opérés à sa con- « naissance, dans les diverses contrées de « l'Allemagne, par des oculistes de répu-

---

vail, suivi avec persévérance, nous permettrait bientôt d'appliquer à la thérapeutique le calcul des probabilités.

« tation, peu en avaient obtenu du succès;
« et sur les opérations faites en 1750, 1751
« et 1752, à peine y en avait-il une sur
« cent qui eût rendu la vue aux malades;
« encore étaient-ils sujets à de grands
« maux de tête, et bientôt ils devenaient
« aveugles. » [1]

Avant de renoncer à l'abaissement pour adopter définitivement sa méthode, DAVIEL avait fait pendant plusieurs années des expériences comparatives, qui l'avaient convaincu que sous le rapport des succès, comme sous le rapport de la facilité d'exécution, tout l'avantage se trouvait du côté de l'extraction. Lorsqu'il publia, en 1752, le mémoire dans lequel cette méthode se trouve décrite pour la première fois, il en avait déjà obtenu les résultats les plus satisfaisans. Voici comment il s'exprime lui-même.

« M. DE VERMALE, associé de l'académie,
« et premier chirurgien de l'électeur pala-
« tin, a rendu compte des opérations qu'il
« m'a vu faire à Manheim, dans une lettre
« imprimée et adressée à M. CHICOYNEAU,

---

1 Voyez SABATIER, tom. III.

« premier médecin du roi; depuis ce temps
« j'ai continué de la pratiquer en différens
« endroits, et je compte aujourd'hui, dix-
« neuf Novembre 1752, deux cent six opé-
« rations, dont cent quatre-vingt-deux ont
« réussi. » [1]

L'académie de chirurgie, occupée de la
méthode de DAVIEL, et voulant constater
d'une manière authentique les résultats obtenus par cette méthode, s'adressa à CAQUÉ,
l'un de ses correspondans à Reims, ville
dans laquelle DAVIEL avait opéré, dans le
courant de l'année 1751, quarante-trois
malades affectés de cataracte. CAQUÉ ré-
pondit à l'académie, le 15 Janvier 1753,
qu'il ne pouvait donner des nouvelles de
tous ces malades, plusieurs ayant quitté la
ville depuis l'époque à laquelle ils avaient
été opérés. Par l'examen qu'il put faire de
trente-quatre de ces individus, qui habi-
taient encore Reims au moment où il écri-
vait, dix-sept étaient complétement guéris,
huit n'avaient retiré de l'opération qu'un
succès médiocre, et les neuf derniers avaient
entièrement perdu la vue. [2]

---

1 Voyez Mém. de l'acad. de chirurg. tom. V, in-12.
2 Voyez Mém. de l'acad. de chir. tom. V.

LXIX.

Dans la même année (1753) Morand sollicita et obtint du ministre de la guerre l'autorisation de faire opérer des invalides par Lafaye et Poyet, afin de mettre l'académie de chirurgie à même de prononcer sur les avantages respectifs de deux procédés dont ils sont les inventeurs. Morand pratiqua concurremment l'opération de l'abaissement. Le nombre des opérés fut de dix-neuf : sept le furent par Poyet, six par Lafaye, et six par Morand. Voici quel fut le résultat de ces opérations. Des six faites par Morand, trois eurent un plein succès; les trois autres malades ne furent point guéris, le cristallin étant remonté derrière la pupille. Des sept malades opérés par Poyet, deux furent parfaitement guéris; deux autres ne virent qu'imparfaitement; les trois derniers furent opérés sans aucun succès. Enfin, des six malades de Lafaye, deux ont entièrement recouvré la vue, deux autres ne l'ont recouvrée qu'incomplétement; les deux autres opérations ont été suivies de cécité. Il faut lire dans les Mémoires de l'académie de chirurgie les détails relatifs à ces opérations, et aux accidens dont elles ont été suivies ; afin de pouvoir apprécier les causes auxquelles doivent être imputés les résultats opposés de ces expériences. [1]

LXX.

Sharp communiqua également, dans la même année (1753), à la société royale de Londres, le résultat de dix-neuf opérations qu'il avait aussi pratiquées suivant la nouvelle méthode, mais en employant un instrument particulier de son invention. « La « moitié des opérations de Sharp réussit, « quoique toutes eussent été suivies d'in- « flammation considérable. » [2] J'ai dit ailleurs la raison qui me paraît avoir déterminé cet accident d'une manière aussi uniforme. Richter rend compte, dans un mémoire déjà cité plusieurs fois, de dix opérations d'extraction pratiquées avec son instrument; de ces dix individus sept ont guéri complétement, les trois autres ont été opérés sans succès. [3]

Si nous ajoutons à ces faits tous ceux qui se trouvent compris dans les ouvrages pu-

---

1 Voyez Mém. de l'acad. de chir. tom. VI.
2 Voyez l'ouv. de Sabatier, tom. III.
3 Voyez Observ. chirurg. fasc. 2.

bliés par les oculistes qui ont adopté la méthode d'extraction, ceux qui sont répandus dans les mémoires des sociétés savantes, on sera forcé de convenir que la méthode d'extraction a eu des succès très-marqués. [1]

LXXI.

Bell prétend que ces succès ne sont que passagers : « lorsque l'on a emporté la cata-
« racte, dit cet écrivain, la vue revient en
« général sur le champ, à la grande satis-
« faction du malade et de l'opérateur ; mais
« le plus souvent, après les opérations qui
« ont d'abord le mieux réussi à tous égards,
« la vue, qui a paru quelque temps assez
« bonne, pendant même plusieurs semaines
« ou plusieurs mois, diminue peu à peu,
« et le malade la perd enfin entièrement.

« Le docteur Young d'Édimbourg, qui a
« long-temps exercé la chirurgie avec célé-
« brité, conçut pendant quelque temps une
« très-haute idée de cette opération : il rap-
« porte, dans le second volume des Essais
« de médecine d'Édimbourg, le succès qu'il

---

1 En général, on peut regarder l'opération comme pratiquée très-heureusement lorsqu'elle réussit complétement sur la moitié des malades.

« a eu sur six malades qu'il avait opérés peu
« de temps avant, et ce succès paraissait
« très-remarquable dans le temps où il écri-
« vait son mémoire ; mais dans une conver-
« sation que j'eus avec ce docteur, plusieurs
« années après, je trouvai qu'il avait bien
« changé d'opinion. Ses observations sur les
« suites de l'extraction se rapportaient exac-
« tement à celles que j'avais faites : la vue,
« qui avait été rétablie immédiatement après
« l'extraction de la cataracte chez le plus
« grand nombre de ceux qu'il opéra, com-
« mença chez presque tous à s'affaiblir, peu
« de temps après ; elle devint peu à peu
« plus mauvaise, et fut suivie enfin d'une
« cécité totale. » [1]

LXXII.

Pour infirmer ou confirmer définitivement le jugement du chirurgien anglais sur
l'extraction de la cataracte, il faudrait encore pouvoir comparer un grand nombre de
malades, à des époques plus ou moins
éloignées de celle de l'opération ; mais il
n'est que trop vrai que les chirurgiens négli-
gent beaucoup de s'informer des suites des

[1] Voyez Bell, Cours complet de chirurg. tom. III.

opérations qu'ils ont pratiquées. Cependant nous avons sur le point qui nous occupe des faits assez nombreux pour ne pas craindre d'assurer que la proposition de BELL est énoncée d'une manière trop générale. En effet, les succès de RICHTER, dont il vient d'être parlé, se sont tous soutenus pendant plusieurs mois, et même pendant plusieurs années. Les renseignemens fournis par CAQUÉ de Rheims, à l'académie de chirurgie, sur les opérations de DAVIEL, ne lui ont été demandés que deux ans après l'époque à laquelle ces opérations avaient été pratiquées. Enfin on a vu les succès obtenus par WENZEL et par plusieurs oculistes, se soutenir pendant plusieurs années, et je pourrais moi-même citer plusieurs individus qui ont joui pendant long-temps du bienfait de cette opération.

LXXIII.

Deux causes entièrement différentes peuvent occasioner le retour de la cécité après que l'opération de la cataracte a réussi : l'une est l'affection de la rétine connue sous le nom d'amaurosis ; l'autre est le retour de la cataracte elle-même. A l'égard de la première affection; à laquelle il faut rapporter sans doute les observations d'Young et de Bell, qui viennent d'être citées, on ne voit pas pourquoi cet accident, soit qu'il dépende de l'action trop vive de la lumière, soit qu'il soit déterminé par une cause morbifique intérieure, serait plus fréquent après l'extraction qu'après l'abaissement. Dira-t-on qu'il peut dépendre aussi de la distension de l'iris au moment où le cristallin traverse la pupille, lorsque celle-ci est rétrécie ? Mais nous avons observé plus haut que dans ce cas, comme dans tous les autres, il fallait se garder d'exercer sur le globe de l'œil des pressions trop fortes, et qu'il était préférable d'agrandir la pupille par une incision.

LXXIV.

Quant à la cataracte secondaire, j'ai eu occasion de faire remarquer que celle qui est membraneuse n'avait presque jamais lieu après l'extraction; et l'on voit assez que celle qui dépend de ce que le cristallin ou quelques autres parties opaques, enlevées par l'opération, viennent se replacer vis-à-vis la pupille, appartient encore plus exclusivement à l'opération par abaissement. SCARPA prétend que lorsqu'au moyen de son aiguille le cristallin a été profondément enfoncé dans le corps vitré, il diminue peu à peu de volume, et finit par être entièrement dissous. Je connais les observations de BARBETTE, MORGAGNY, HEISTER, BELL, RICHTER et de SCARPA lui-même, sur lesquelles repose cette assertion ; mais d'autres observations, recueillies par MAÎTRE-JAN, DAVIEL, HOÏN, WENZEL, etc., attestent que cette dissolution n'a pas lieu aussi généralement que SCARPA l'a prétendu, et JANIN et RICHTER ont vu le cristallin remonter à sa place plusieurs mois et même plusieurs années après l'opération.

Je conviens encore que les parties opaques, que POTT et SCARPA conseillent de pousser dans la chambre antérieure, pourront à la vérité être dissoutes dans l'humeur aqueuse : mais je conçois aussi que cette dissolution peut être plus ou moins tardive ; que ces parties pourront se replacer vis-à-vis la pupille, et nécessiter une seconde opération. Je conçois surtout, que des fragmens trop volumineux du cristallin pourront contracter des adhérences avec la cornée, et donner lieu à des accidens plus ou moins graves, comme il est arrivé plusieurs fois lorsque le cristallin s'était porté en totalité dans la chambre antérieure. [1] Enfin, toutes ces parties dussent-elles toujours être dissoutes, on conviendra qu'il est encore plus simple de les enlever par l'extraction : car pourquoi, lorsqu'il s'agit de choisir entre deux opérations, ne pas préférer celle qui, secondant les vues de la nature, exécute promptement, et de la manière la plus sûre, un travail dont peut-être elle ne s'acquitterait que péniblement ou d'une manière incomplète ? [2]

RÉSUME ET CONCLUSION.

LXXV.

Après avoir rappelé succinctement quelques notions anatomiques sur la structure du globe de l'œil, j'ai présenté un tableau très-abrégé de la maladie de cet organe ap-

---

1 Voyez l'Observ. de S. Yves, rapportée N.º 39.

2 Ce qui peut faire douter que ces parties soient toujours résorbées, c'est que l'hypopion de l'une ou l'autre chambre de l'œil subsiste quelquefois pendant plusieurs années, et nécessite quelquefois, de l'aveu même de Scarpa, l'ouverture de la cornée.

pelée *cataracte,* et j'en ai indiqué les variétés principales. Passant ensuite à l'examen des moyens propres à combattre cette affection, je me suis pàrticulièrement attaché à faire connaître les deux méthodes chirurgicales connues sous les noms de *méthode d'abaissement* et *d'extraction.* Afin de pouvoir prononcer entre ces deux méthodes, j'ai cru devoir présenter chacune d'elles dans celui de ses procédés qu'on peut regarder comme le plus parfait : enfin, j'ai discuté les avantages et les inconvéniens de ces deux procédés, en prenant toujours pour base de cette discussion des faits dont l'authenticité ne peut être contestée.

LXXVI.

Je crois maintenant pouvoir conclure que la méthode d'abaissement, telle qu'elle est reproduite par Scarpa, ne mérite pas tous les éloges que lui a prodigués ce célèbre professeur; qu'il s'en faut de beaucoup que cette méthode ait sur l'extraction tous les avantages qu'il s'est plu à lui attribuer; enfin que, loin de renoncer à la méthode de Daviel, les chirurgiens doivent au contraire la regarder comme une des ressources les plus précieuses dans le traitement de la cataracte, et surtout comme étant d'une exécution plus facile, et applicable à un plus grand nombre de cas que la méthode d'abaissement.

Cette dernière me paraît cependant préférable à l'extraction, lorsque, la chambre antérieure ayant peu de profondeur, et la cornée se trouvant très-petite, on serait forcé de la couper dans les trois quarts de sa circonférence, en même temps qu'on risquerait beaucoup de blesser l'iris. L'abaissement me paraît encore devoir être préféré, lorsque la pupille est très-étroite, et qu'on a lieu de craindre qu'il faudrait l'inciser pour permettre au cristallin de passer dans la chambre antérieure. Enfin je pense avec Pott, que si l'on avait à opérer un malade affecté d'une toux habituelle, il serait prudent de ne pas pratiquer l'extraction, dans la crainte que l'œil ne vînt à se vider complétement dans les efforts de la toux.

LXXVII.

Je terminerai cette dissertation par une simple réflexion sur la manière de raisonner de quelques partisans de la dépression. Ils accusent de s'être laissé séduire par l'amour de la nouveauté, ceux qui, à l'époque où Daviel publia sa méthode, l'adoptèrent exclusivement; et cependant ils veulent aujourd'hui nous persuader que celle de la dépression doit être adoptée d'une manière aussi exclusive, et nous faire renoncer absolument à une manière d'opérer dont les avantages se trouvent confirmés par une expérience de plus de cinquante années. Pour moi j'avoue que je ne puis partager leur opinion, tant qu'elle ne sera pas établie sur des faits plus nombreux et plus concluans; et s'il fallait en attendant *jurer sur la parole du maître*, j'avoue que l'autorité de l'académie de chirurgie, qui avait sanctionné la méthode d'extraction, serait à mes yeux plus imposante encore que celle des hommes éclairés qui dans ces derniers temps se sont prononcés en faveur de la méthode d'abaissement.

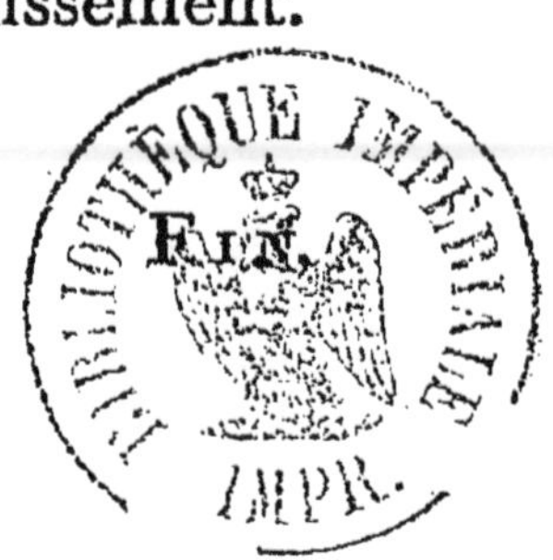

FIN.

ERREURS.

Page 10, *note*, appartient au professeur Sömmering; *lisez*: à Zinn.

Page 10, *note* 2, appartient encore au professeur; *lisez*: appartient au professeur Sömmering.

 www.ingramcontent.com/pod-product-compliance
Ingram Content Group UK Ltd.
Pitfield, Milton Keynes, MK11 3LW, UK
UKHW022316070726
13614UKWH00002B/777